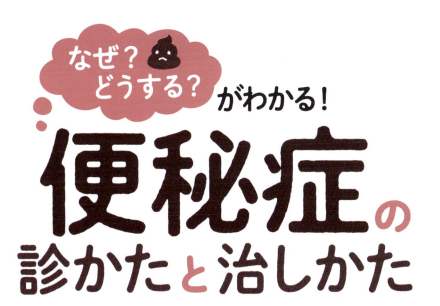

なぜ？どうする？がわかる！

便秘症の診かたと治しかた

編集 中島 淳

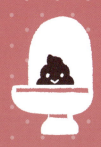

南江堂

執筆者一覧

■編集

中島　淳	なかじま　あつし	横浜市立大学大学院医学研究科肝胆膵消化器病学　主任教授

■執筆 (執筆順)

木村　貴純	きむら　たかずみ	木村内科・胃腸内科　院長
中島　淳	なかじま　あつし	横浜市立大学大学院医学研究科肝胆膵消化器病学　主任教授
大久保秀則	おおくぼ　ひでのり	横浜市立大学附属病院肝胆膵消化器病学
二神　生爾	ふたがみ　せいじ	日本医科大学消化器内科　教授／日本医科大学武蔵小杉病院消化器内科　部長
山脇　博士	やまわき　ひろし	日本医科大学武蔵小杉病院消化器内科
山本さゆり	やまもと　さゆり	愛知医科大学病院消化管内科　講師
江口　考明	えぐち　たかあき	大阪府済生会中津病院消化器内科　副部長
春藤　譲冶	しゅんとう　じょうじ	春藤内科胃腸科　院長
三枝　純一	さいぐさ　じゅんいち	三枝クリニック・肛門科　院長
尾髙　健夫	おだか　たけお	尾髙内科・胃腸クリニック　院長
黒水　丈次	くろみず　じょうじ	松島病院大腸肛門病センター　院長
鳥居　明	とりい　あきら	鳥居内科クリニック　院長
大原　靖仁	おおはら　やすじ	髙木病院　副院長
安部　達也	あべ　たつや	くにもと病院　院長
冬木　晶子	ふゆき　あきこ	横浜市立大学医学部肝胆膵消化器病学
河原秀次郎	かわはら　ひでじろう	国立病院機構西埼玉中央病院　医療経営部長
馬渡　弘典	まわたり　ひろのり	横浜南共済病院緩和支持療法科
神山　剛一	かみやま　ごういち	寺田病院外科・胃腸科・肛門科／日暮里健診プラザ予防医学管理センター　副センター長
酒井　英嗣	さかい　えいじ	横浜栄共済病院消化器内科
水上　健	みずかみ　たけし	国立病院機構久里浜医療センター　内視鏡部長
中野かおる	なかの　かおる	亀田京橋クリニック
高橋　知子	たかはし　ともこ	亀田総合病院消化器外科　部長
清水　幸子	しみず　ゆきこ	亀田京橋クリニック　院長
時任　敏基	ときとう　さとき	ときとうクリニック大腸肛門病センター　院長

序文

いまさらなぜ便秘なのか？

　超高齢社会を背景にしてまさに便秘症患者が急増している．これまではQOLの病気であったが，今まさに便秘症は「死ぬ病気」と認識が大きく変わろうとしている．新聞や雑誌でも便秘の特集が多く，患者の関心の高さをうかがわせる．これまでは，とはいっても治療薬のオプションが少な過ぎた．ところが近年，多数の便秘症治療の新薬が一気に出てきた．患者のニーズに応えることができるようになったわけである．

そうはいっても便秘の治療はむずかしい！

　治療薬が続々出てきても，たかが便秘，されど便秘で，患者の納得する治療はそうたやすくできるものではなく，非常に奥が深い．ただし，一部の実地医家の先生は自分なりの処方経験に基づきスマートに患者満足度の高い治療を実践している．その過程で多くの先生が失敗を繰り返し苦労しながらようやく自分なりのスタンスで便秘症治療が上達しているわけである．

便秘症治療の上達への近道

　本書は，このような経験を積んだエキスパートによる血と汗の結晶である秘伝の治療法を論理的に実践できるように，各専門家に玉稿をいただいた．必ずや読者の先生がこれさえ読めば明日から便秘症治療のエキスパートになれると確信できる渾身の書である．ぜひ先生方の日々の診療にお役立ていただきたい．

2019年10月

中島　淳

なぜ？ どうする？ がわかる！
便秘症の診かたと治しかた

目 次

	口 絵	vii
A	便秘症治療薬一覧 …………………………………… 木村貴純	viii
B	便秘症の治療アルゴリズム ………………………… 中島　淳	xvi
C	治療に役立つ各種ツール …………………………… 大久保秀則	xvii

序論　便秘症診療を改めて考える　　　　　　　　中島　淳　1

第1章　便秘症診断のコツ ～いかに短時間で診たてができるか～　7

A	便秘症診断のコツ，便秘症の分類 ～いかに短時間で分類を評価するか～ …………………… 中島　淳	8
B	鑑別診断のポイント～悪性疾患のサインを見逃さない～ ………………………………… 二神生爾・山脇博士	12

第2章　便秘症治療のキホン ～薬の選びかた，治療の進めかた～　19

A	リアルワールドでの便秘症治療の問題点 ………… 中島　淳	20
B	便秘症治療の流れを押さえる ………………………………	22
1	治療アルゴリズム ……………………………………… 中島　淳	22
2	治療のゴールの設定と，そのためにどう治療すべきか … 大久保秀則・中島　淳	27
3	薬物療法の基本～処方の失敗を減らすためにはどうすればよいか？～ …… 中島　淳	32
4	薬物療法の実践 ………………………………………………	36
	ⓐ 浸透圧性下剤の使いかたのコツ ………………… 中島　淳	36
	ⓑ ルビプロストンの使いかたのコツ ……………… 江口考明	43
	ⓒ リナクロチドの使いかたのコツ ………………… 春藤讓治	46
	ⓓ 胆汁酸トランスポーター阻害薬の使いかたのコツ …… 三枝純一	49
	ⓔ 刺激性下剤の使いかたのコツ …………………… 大久保秀則	53
C	治療に役立つ各種ツール …………………………… 大久保秀則	56

第3章　便秘症診療の実践 〜これができればあなたもエキスパート！〜　61

A　診療現場で気になるギモンにエキスパートが答えます！ …… 62

診断・検査・患者指導編 …… 62

1. 効率的・効果的に問診を行うにはどうしたらよいですか？ …… 尾髙健夫　62
2. 排便造影検査，直腸肛門内圧検査などの専門的検査はどんなときに行いますか？ …… 黒水丈次　65
3. 生活習慣の改善指導がうまくいきません．コツはありますか？ …… 鳥居　明　68

治療編 …… 72

1. 薬物療法の治療効果は何日目に判断すればよいですか？ 薬剤の切り替えや投与量増減の目安を教えてください …… 中島　淳　72
2. 刺激性下剤を長く続けている患者さんにはどのように対応すべきですか？ …… 大原靖仁　74
3. 専門医への紹介を考える基準，特に便排出障害の見きわめかたを教えてください …… 安部達也　77
4. 漢方薬は使えますか？ どう使ったらよいですか？ …… 中島　淳　81
5. プロバイオティクスは使えますか？ どう使ったらよいですか？ …… 冬木晶子　84
6. 外科的治療が必要なケースは？ どのような手術をするのですか？ …… 河原秀次郎　86
7. 緩和医療や疼痛治療中の患者さんに便秘症治療薬を使うとき，気を付けることはありますか？ …… 馬渡弘典　88
8. 高齢便秘症患者さんの診療を効率的に行うためのアセスメントのコツと治療の注意点について教えてください …… 神山剛一　91

応用編 …… 96

1. 腹部マッサージを効果的に用いるにはどうしたらよいですか？ …… 水上　健　96
2. 在宅医療や寝たきりの患者さんの便秘症にはどう対応すればよいですか？ …… 木村貴純　99
3. 管理栄養士がいないとき患者さんから食事について聞かれた際に把握しておくべき最低限の知識を教えてください …… 中野かおる・高橋知子・清水幸子　103

B　エキスパートに学ぶ！ 「私はこうして便秘症治療をしています」 …… 110

1. 愁訴の理解，病態の把握，そして適度な薬剤治療が大切 …… 尾髙健夫　110
2. 患者のみならず，「腸からも話を聞く」 …… 水上　健　115

- ③ 肛門疾患専門クリニックにおける便秘症治療 …………… 時任敏基 121
- ④ リアルワールドの便秘症診療〜外来診療でよく出会うケースから〜 ……… 安部達也 126
- ⑤ エキスパートによる便秘症の治療アルゴリズム …………… 三枝純一 132

第4章　特殊な便秘症とその対処法　　139

- **A** 巨大結腸症 …………………………………………………… 中島　淳 140
- **B** 直腸肛門機能異常 …………………………………………… 安部達也 142
- **C** 慢性偽性腸閉塞症 …………………………………………… 大久保秀則 146
- **D** 機能性腹部膨満症 …………………………………………… 大久保秀則 149
- **E** 腹部手術後・骨盤内手術後の排便障害への対応 …… 大久保秀則 152

コラム

- ▶ 直腸指診を見直そう ………………………………………… 中島　淳 10
- ▶ 過敏性腸症候群（IBS）と慢性便秘症の鑑別 ……………… 山本さゆり 15
- ▶ 便秘症の薬は一生続ける？やめられる？ ………………… 鳥居　明 71
- ▶ 診療科別治療法のコツ ……………………………………… 酒井英嗣 93
- ▶ 計画排便のススメ〜排便環境の整備，便意の話〜 ……… 中島　淳 106
- ▶ 海外のガイドラインをみてみよう ………………………… 大久保秀則 137

謹告　編者，著者ならびに出版社は，本書に記載されている内容について最新かつ正確であるよう最善の努力をしております．しかし，医薬品の情報および治療法などは医学の進歩や新しい知見により変わる場合があります．医薬品の使用や治療に際しては，読者ご自身で十分に注意を払われることを要望いたします．

株式会社　南江堂

口絵

A

便秘症治療薬一覧

表1　浸透圧性下剤：塩類下剤

酸化マグネシウム（酸化マグネシウム®）		
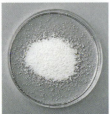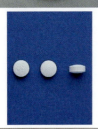	用量・用法	1日2g，3回分服または就寝前1回，多量の水とともに服用
	副作用	[重大] 高マグネシウム血症 [その他] 下痢など
	相互作用	テトラサイクリン系・ニューキノロン系薬，ビスホスホネート（BP）製剤，セフジニル，セフポドキシムプロキセチル，ミコフェノール酸モフェチル，ペニシラミン，アジスロマイシン水和物，セレコキシブ，ロスバスタチンカルシウム，ラベプラゾールナトリウム，ガバペンチン，ポリカルボフィルカルシウム，高K血症改善イオン交換樹脂/活性型ビタミンD_3（高マグネシウム血症）/ジギタリス・鉄剤・フェキソフェナジン塩酸塩（併用薬の吸収・排泄に影響）/大量の牛乳・カルシウム製剤（milk-alkali syndrome）/ミソプロストール（下痢）

表2　浸透圧性下剤：糖類下剤

ラクツロース（ラグノス®NF経口ゼリー分包12g，モニラック®・シロップ65％）		
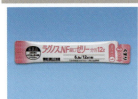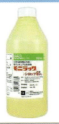	用量・用法	※小児の適応はシロップのみ [ゼリー] 慢性便秘症：通常，成人には本剤24gを1日2回経口投与する．症状により適宜増減するが，1日最高量は72gまでとする．産婦人科術後の排ガス・排便の促進：通常，成人には本剤12～36gを1日2回投与する [シロップ] 産婦人科術後の排ガス・排便の促進：朝・夕2回に分けて経口投与する．小児便秘症の場合，通常1日0.5～2mL/kgを3回に分けて経口投与する
	禁忌	ガラクトース血症患者
	相互作用	α-グルコシダーゼ阻害薬

A 便秘症治療薬一覧

表3 浸透圧性下剤：経口腸管洗浄薬

クエン酸マグネシウム（マグコロール®），ニフレック®，モビプレップ®，ビジクリア®，ピコプレップ®

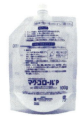
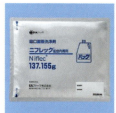
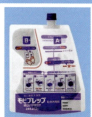
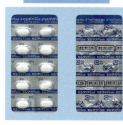

用量・用法	［クエン酸マグネシウム（マグコロール®）］ ［X線画像検査，腹部外科手術時における前処置の場合］クエン酸マグネシウムとして，34 g（本剤50 g）を水に溶解し，全量約180 mLとする．通常，成人1回144〜180 mLを検査予定時間の10〜15時間前に経口投与する ［大腸内視鏡検査における前処置の場合］ 〈高張液投与〉クエン酸マグネシウムとして，34 g（本剤50 g）を水に溶解し，全量約180 mLとする．通常，成人1回144〜180 mLを検査予定時間の10〜15時間前に経口投与する． 〈等張液投与〉クエン酸マグネシウムとして，68 g（本剤100 g）を水に溶解し，全量約1,800 mLとする．通常，成人1回1,800 mLを検査予定時間の4時間以上前に200 mLずつ約1時間かけて経口投与する ［ニフレック®］ 本剤1袋を水に溶解して約2Lとする．通常，成人には1回溶解液2〜4Lを約1L/時の速度で経口投与する．ただし，排泄液が透明になった時点で投与を終了し，4Lを超えての投与は行わない ［モビプレップ®］ 本剤1袋を水に溶解して約2Lの溶解液とする．通常，成人には溶解液を約1L/時の速度で経口投与する．溶解液を約1L投与した後，水またはお茶を約0.5L飲用する．ただし，排泄液が透明になった時点で投与を終了し，投与した溶解液量の半量の水またはお茶を飲用する．排泄液が透明になっていない場合には，残りの溶解液を排泄液が透明になるまで投与し，その後，追加投与した溶解液量の半量の水またはお茶を飲用する．なお，本剤1袋（溶解液として2L）を超える投与は行わない ［ビジクリア®］ 通常，成人には大腸内視鏡検査開始の4〜6時間前から本剤を1回あたり5錠ずつ，約200 mLの水とともに15分ごとに計10回（計50錠）経口投与する
禁忌	［クエン酸マグネシウム（マグコロール®）］消化管の閉塞，重症の硬結便，急性腹症，腎障害，中毒性巨大結腸症 ［ニフレック®・モビプレップ®・ビジクリア®］胃腸管閉塞症および腸閉塞，腸管穿孔，中毒性巨大結腸症 ［ビジクリア®］透析患者を含む重篤な腎機能障害，急性リン酸disease症，高血圧症の高齢者，うっ血性心不全または不安定狭心症，QT延長症候群，重篤な心室性不整脈，腹水を伴う疾患の合併

口絵

	副作用	［クエン酸マグネシウム（マグコロール®）］腸管穿孔，腸閉塞，虚血性大腸炎，高マグネシウム血症 ［ニフレック®，モビプレップ®，ビジクリア®，ピコプレップ®］嘔吐，腹部膨満感，悪心，冷汗，ショック，アナフィラキシー，腸管穿孔，腸閉塞，鼠径ヘルニア嵌頓，低ナトリウム血症，虚血性大腸炎，マロリーワイス症候群 ［ビジクリア®］急性腎不全，急性リン酸血症，低カルシウム血症
＊便秘症の適応はない	相互作用	［クエン酸マグネシウム（マグコロール®）］テトラサイクリン系薬，ニューキノロン系薬，酸性薬物，塩基性薬物

表4　浸透圧性下剤：ポリエチレングリコール製剤

マクロゴール4000配合（モビコール®）		
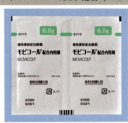	用量・用法	通常，2歳以上7歳未満の幼児には初回用量として1回1包を1日1回経口投与する．以降，症状に応じて適宜増減し，1日1～3回経口投与，最大投与量は1日量として4包までとする．7歳以上12歳未満の小児には初回用量として1回2包を1日1回経口投与する．以降，症状に応じて適宜増減し，1日1～3回経口投与，最大投与量は1日量として4包までとする．成人および12歳以上の小児には初回用量として1回2包を1日1回経口投与する．以降，症状に応じて適宜増減し，1日1～3回経口投与，最大投与量は1日量として6包までとする
	禁忌	腸閉塞，腸管穿孔，重症の炎症性腸疾患
	副作用	［重大］ショック，アナフィラキシー ［その他］発疹など

表5　膨張性下剤

カルメロース製剤（バルコーゼ®）		
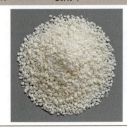	用量・用法	カルメロースナトリウムとして，通常，成人1日1.5～6.0g（本剤2.0～8.0g）を，多量の水とともに，3回に分割経口投与する
	禁忌	急性腹症．重症の硬結便

A　便秘症治療薬一覧

ポリカルボフィルカルシウム（コロネル®, ポリフル®）

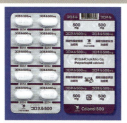

用量・用法	通常，成人にはポリカルボフィルカルシウムとして1日量1.5～3.0gを3回に分けて，食後に水とともに経口投与する
禁忌	急性腹部疾患，術後イレウスなど．高カルシウム血症，腎結石，腎不全（軽度および透析中を除く）
副作用	高カルシウム血症
相互作用	活性型ビタミンD，カルシウム製剤，強心配糖体，テトラサイクリン系薬，ニューキノロン系薬，プロトンポンプ阻害薬，H_2受容体拮抗薬，制酸薬

表6　刺激性下剤

センナ（センナ®，アジャストA®，ヨーデルS®，アローゼン®）

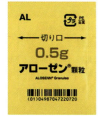

用量・用法	末1日1回0.2～0.5g， 糖衣錠1回80mg， 　就寝前・高度便秘症時：1回160～240mg 　頓用・連用時：1回40～80mg毎食後 顆粒1回0.5～1.0g，1日1～2回
禁忌	センノシド製剤過敏症，急性腹症，痙攣性便秘，重度硬結便，電解質失調
副作用	腹痛，悪心・嘔吐，腹鳴，発疹，肝機能障害

センノシド（プルゼニド®，センノサイド®）

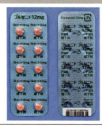

用量・用法	1日1回12～24mg就寝前，1回48mgまで増量可
禁忌	急性腹症，痙攣性便秘，重症硬結便，電解質失調 ※原則禁忌：妊婦または妊娠している可能性のある女性
副作用	発疹，電解質異常，脱水，血圧低下，腹痛，下痢，悪心・嘔吐，腹鳴，肝機能異常，着色尿

口絵

ピコスルファートナトリウム水和物（ラキソベロン®，シンラック®，スナイリン®）

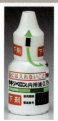

用量・用法	1日1回 5〜7.5 mg（10〜15滴）
禁忌	急性腹症，腸管閉塞
副作用	［重大］腸閉塞，腸管穿孔，虚血性大腸炎 ［その他］腹痛，悪心・嘔吐，腹鳴，腹部膨満感，過敏症，肝機能異常

ビサコジル（テレミンソフト®）

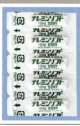

適応	便秘症，消化管検査時または手術前後における腸管内容物の排除
用量・用法	1回 10 mg，1日1〜2回肛門内へ挿肛する
禁忌	急性腹症，痙攣性便秘，重度硬結便，肛門裂創，潰瘍性痔核
副作用	過敏症，直腸刺激感，腹部不快感，一過性の血圧低下，発汗

表7 分泌性下剤：上皮機能変容薬

ルビプロストン（アミティーザ®）

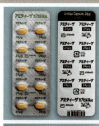
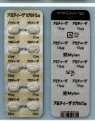

用量・用法	1回 24 μg，1日2回朝・夕食後
禁忌	腸閉塞または疑い，妊婦
副作用	頭痛，傾眠，動悸，頻脈，呼吸困難，下痢，悪心，腹痛，腹部不快感，嘔吐，胸部不快感，浮腫，腹部膨満感

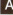 A　便秘症治療薬一覧

リナクロチド（リンゼス®）		
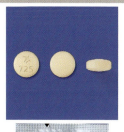	用量・用法	通常，成人にはリナクロチドとして0.5 mgを1日1回，食前に経口投与する
	禁忌	機械的消化管閉塞またはその疑い
	副作用	重度の下痢（頻度不明）

表8　胆汁酸トランスポーター阻害薬

エロビキシバット水和物（グーフィス®）		
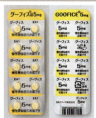	用量・用法	通常，成人にはエロビキシバットとして10 mgを1日1回食前に経口投与する．なお，症状により適宜増減するが，最高用量は1日15 mgとする
	禁忌	腸閉塞が確認されているまたは疑い
	副作用	腹痛，下痢
	相互作用	胆汁酸製剤，アルミニウム含有制酸剤，コレスチラミン，コレスチミド，ジゴキシン，ダビガトランエテキシラートメタンスルホン酸塩，ミダゾラム

表9　浣腸薬

炭酸水素ナトリウム・無水リン酸二水素ナトリウム配合（新レシカルボン®）		
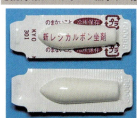	用量・用法	1回1～2個 ［重症］1日2～3個
	副作用	［重大］ショック ［その他］軽度の刺激感・下腹部痛，不快感，下痢，残便感

グリセリン浣腸®

用量・用法	通常，1回1個を直腸内に注入する．
禁忌	腸管内出血，腹腔内炎症．腸管穿孔またはその疑い，強い全身衰弱．下部消化管術直後．吐気，嘔吐または激しい腹痛など，急性腹症が疑われる場合
副作用	過敏症，腹痛，腹鳴，腹部膨満感，直腸不快感，肛門部違和感・熱感，残便感など

表10　末梢性μオピオイド受容体拮抗薬

ナルデメジントシル酸塩（スインプロイク®）

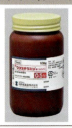

用量・用法	通常，成人にはナルデメジントシル酸塩として1回0.2 mgを1日1回経口投与する
禁忌	消化管閉塞もしくはその疑い．消化管閉塞の既往歴を有し再発の疑いの高い患者
副作用	下痢，腹痛，嘔吐，悪心
相互作用	CYP3A4阻害薬（イトラコナゾール，フルコナゾールなど），CYP3A4誘導薬（リファンピシンなど），P糖蛋白阻害薬（シクロスポリンなど）

表11　副交感神経興奮薬

ネオスチグミン（ワゴスチグミン®）

用量・用法	［消化管機能低下のみられる三疾患ならびに手術後および分娩後における排尿困難］通常，成人にはネオスチグミンとして1回5～15 mgを1日1～3回経口投与する
禁忌	消化管または尿路の器質的閉塞．迷走神経緊張症．脱分極性筋弛緩剤を投与中
副作用	コリン作動性クリーゼ，腹痛
相互作用	コリン作動薬，副交感神経抑制薬

表12　漢方薬

潤腸湯（ツムラ潤腸湯エキス顆粒（医療用））

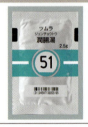

用量・用法	通常，成人1日7.5gを2～3回に分割し，食前または食間に経口投与する
副作用	間質性肺炎，偽アルドステロン症，ミオパチー，肝機能障害，黄疸
相互作用	カンゾウ含有製剤，グリチルリチン酸およびその塩類を含有する製剤

A 便秘症治療薬一覧

大黄甘草湯（ツムラ大黄甘草湯エキス顆粒（医療用））

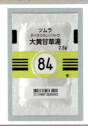

用量・用法	通常，成人1日7.5gを2〜3回に分割し，食前または食間に経口投与する
副作用	偽アルドステロン症，ミオパシー
相互作用	カンゾウ含有製剤，グリチルリチン酸およびその塩類を含有する製剤

麻子仁丸（ツムラ麻子仁丸エキス顆粒（医療用））

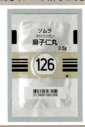

用量・用法	通常，成人1日7.5gを2〜3回に分割し，食前または食間に経口投与する

大建中湯（ツムラ大建中湯エキス顆粒（医療用））

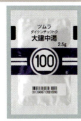

用量・用法	通常，成人1日15.0gを2〜3回に分割し，食前または食間に経口投与する．なお，年齢，体重，症状により適宜増減する
副作用	間質性肺炎，肝機能障害，黄疸

＊便秘症の適応はない

その他の便秘症に適応のある漢方薬
大黄牡丹皮湯，防風通聖散，調胃承気湯，通導散，三黄瀉心湯，桂枝加芍薬大黄湯など

表13 プロバイオティクス

活性生菌製剤：ビオフェルミン®，ラックビー®，ビオスミン®，ミヤBM®，ビオスリー®など

便秘症の治療アルゴリズム

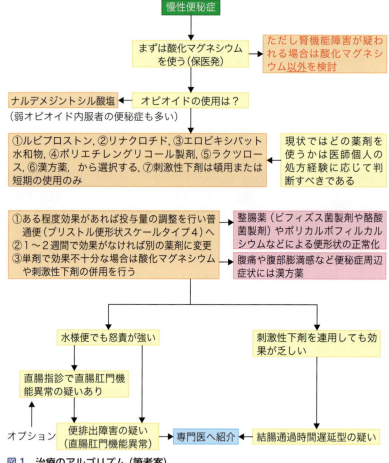

図1 治療のアルゴリズム（筆者案）

C 治療に役立つ各種ツール

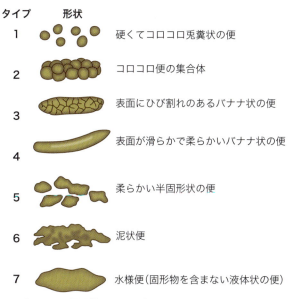

図2 ブリストル便形状スケール（Bristol Stool Form Scale，BSFS）
[Luke JD O'Donnell, et al：Detection of pseudodiarrhoea by simple clinical assessment of intestinal transit rate. Br Med J 300：439-440, 1990, Longstreth GF, et al：Functional bowel disorder. Gastroentelogy 130：1480-1491, 2006]

表13 日本語版 Patient Assessment of Constipation Quality of Life Questionnaire（JPAC-QOL）

身体的不快感（4項目）
1. お腹が破裂するかと思うくらいお腹が張った感じ
2. 便秘症のためにお腹が重い感じ
3. 便秘症のために身体が全体的に調子わるかった
4. 便を出したいと思うが，うまく出ない

精神的不快感（8項目）
5. 便秘症のためにほかの人と一緒にいるのが恥ずかしい
6. 外出中にトイレに長時間こもるのが恥ずかしかった
7. 外出中にトイレに頻回に行くのが恥ずかしかった
8. 便が出ないために，少ししか食べない
9. 便秘症のために食事内容を選べないのではないかと心配した
10. 便秘症のために食事内容を注意しなければならなかった
11. 便秘症のために日ごろの予定を変更しなければならないのではないかと心配した
12. 便秘症のために食欲が減少した

不安/心配（11項目）
13. 便を出せないことにますます悩まされるようになった
14. 便秘症という状態のためにストレスを感じた
15. 便を出せないということが心配だった
16. いつ便を出せるのかわからないことが心配だった
17. 便秘症という状態が気になって仕方がなかった
18. 便秘症という状態のために動転し，混乱し，うろたえた
19. 現在の便秘症の状態が将来わるくなるのではないかと心配した
20. 便秘症のために自信がなくなった
21. 便秘症のために自分の身体がきちんと働いていないのではないかと感じた
22. 便秘症のためにいらいらした
23. 便秘症のために自分をコントロールできていない感じがした

満足度（5項目）
24. 排便回数に関して満足した
25. 規則正しく排便があることに満足した
26. 口から食べたものが肛門から出てくるまでの時間に満足した
27. 便秘症に対して現在受けている治療に満足した
28. 自分が望むよりも排便回数が少なかった

[Nomura H, et al : Validity and reliability of the Japanese version of the Patient Assessment of Constipation Quality of Life questionnaire. J Gastroenterol 49 : 667-673, 2014をもとに著者作成]

表14 日本語版便秘評価尺度 (The Japanese Version of the Constipation Assessment Scale, CAS)

		0点	1点	2点
1	お腹が張った感じ（膨れた感じ）	ない	ときどきある	いつもある
2	排ガス量	普通または多い	ときどき少ない	いつも少ない
3	便の回数	普通または多い	少ない	とても少ない
4	直腸に便が充満している感じ	全然ない	ときどきある	いつもある
5	排便時の肛門の痛み	全然ない	ときどきある	いつもある
6	便の量	普通または多い	ときどき出にくい	とても少ない
7	便の排泄状態	楽に出る	ときどき出にくい	いつも出にくい
8	にじみ出る水様便	ない	ときどきある	いつもある

[深井喜代子ほか：日本語版便秘評価尺度の検討. 看護研究 28：201-208, 1995 をもとに著者作成]

表15 改訂版便秘スコアリングシステム (modified Constipation Scoring System, mCSS)

	0	1	2	3	4
排便回数	3回以上/週	2回以上/週	1回以上/週	1回未満/週	1回以上/月
排便困難感（痛みを伴う排便努力感）	まったくなし	まれに	ときどき	たいてい	いつも
残便感	まったくなし	まれに	ときどき	たいてい	いつも
腹痛	まったくなし	まれに	ときどき	たいてい	いつも
排便に要する時間	5分未満	5〜9分	10〜19分	20〜29分	30分以上
排便時の補助の有無	なし	下剤	摘便または浣腸	—	—
トイレにいっても排便できなかった回数/日	0回	1〜3回	4〜6回	7〜9回	10回以上

序論

便秘症診療を改めて考える

序論　便秘症診療を改めて考える

昨今，便秘症に関する話題が巷間を賑わせている．なぜなのか．
- 超高齢社会でお年寄りの便秘症患者が激増しているから．
- このような患者は，とにかくまず便秘をすっきり治したいと希望されるから．
- 最近，次々と6種類もの新薬が登場し，どのように使い分けをしたらよいのか知りたい．

このようなことは，本書を手に取られた読者の皆さまも実感をもって理解していただけるであろう．今や，どの診療科の医師であっても便秘症の患者に出会うわけで，便秘症の診かた・治しかたのノウハウを身に付けることはあらゆる診療科の医師に求められている．

そして，まだ意外と知られていない，見落としてはいけない重要なポイントとして，「便秘症は死につながる病気」ということがある．

 慢性便秘症はどうして治療しなければならないのか？

便秘症は死ぬ病気であることが明らかになってきた．
- 慢性便秘症はQOLを下げるだけでなく，近年の疫学調査で生命予後に関係していることが判明した（図3）．
- 便秘症は血圧の急上昇を引き起こし，心血管イベントのリスクとなる（図4）．また，慢性肺疾患では重度の低酸素血症のトリガーにもなる．
- 近年の研究では慢性便秘症があると腎機能悪化が増悪することが明らかにされた．これは便秘症により腎毒性物質が腸管内で作られることによる．わが国では特に高齢者で慢性腎臓病（CKD）が増加している．CKDの予防および病態抑制のために血圧のコントロールとともに便秘症の治療は非常に重要である（図5）．
- 高齢者では便秘症が食欲低下につながり，サルコペニア・フレイルの原因となっている．

慢性便秘症については，これまで，確かに患者の苦しみは大変なものであるが，生命にかかわる病気とまでは認識されていなかったため，積極的に治療介入されることはあまりなかった．しかし図3に示すように，近年の国外の疫学調査報告から生命予後が悪いことが明らかとなった．さらに，便秘症患者は心血管イベントの発症頻度が高いという報告や，高齢者の便秘症では

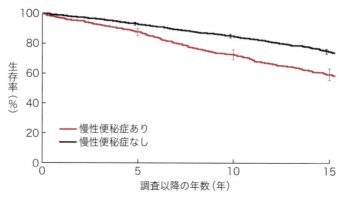

図3 慢性便秘症が患者予後に及ぼす影響

調査方法：1988〜1993年に米国ミネソタ州の20歳以上の5,262例に消化器症状評価アンケートを行った．アンケートに回答し調査可能であった3,933例を対象とし，2008年までの生存状況を行政の死亡記録によって確認し，機能性消化管障害と生存率の関連を検証した．
[Chang JY, et al：Impact of functional gastrointestinal disorders on survival in the community. Am J Gastroenterol 105：822, 2010 をもとに著者作成]

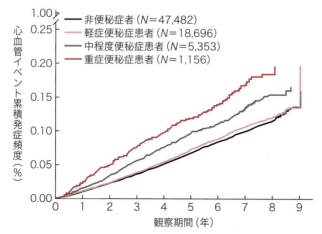

図4 閉経後女性の慢性便秘症は心血管イベントリスクを亢進させる

重症便秘症との関係は有意．
[Salmoirago-Blotcher E, et al：Constipation and risk of cardiovascular disease among postmenopausal women. Am J Med 124：714-723, 2011 をもとに著者作成]

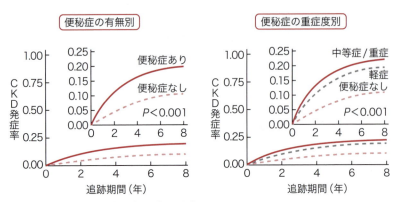

図5 便秘症と慢性腎臓病（CKD）の関連
便秘症があることで CKD 発症率も上昇する．
評価方法：米国の退役軍人のデータより，eGFR が 60 mL/ 分 /1.73 m² 以上で基準を満たした 3,504,732 例を対象とし，便秘症の有無と重症度が CKD，末期腎不全（ESRD），eGFR の変化に関連するかを検証した．便秘症の定義は，＞60 日間隔で最低 2 回便秘症の診断を受けている，もしくは 60〜365 日以内に 2 回，30 日間以上にわたり下剤を処方されていることとした．
[Sumida K, et al：Constipation and Incident CKD. J Am Soc Nephrol 28：1248-1258, 2017 をもとに著者作成]

食欲低下から低栄養，サルコペニア・フレイルの原因にもなっており，「便秘症は治療が必要な病気」という大きなパラダイムシフトに至ったのである．

B 便秘症の患者はどのように振る舞う？

　疫学的には，便秘症患者は高齢者に多く，男女差はあまりない．ただし，60 歳未満に限れば女性に圧倒的に多くなる．しかし，そうした患者が次々と症状を訴えてくるかというとそんなことはなく，便秘は"秘めごと"であり，患者からはなかなかいい出しにくいという側面がある．医師から積極的に「食欲・睡眠・排便」をセットにして聞くように心がけたい．

　便秘症になると，多くの患者はまず乳製品を摂るなどの食生活の改善で治らないかと考えチャレンジする．その次は健康食品や OTC 医薬品で何とかできないかと試みる．医師に相談するときはかなり増悪してからであることが多く，治療に難渋することも少なくない．どれほどエキスパートであって

も伸びきった腸を治すのははっきりいってむずかしい．患者が摘便などで肛門を傷つけていたりするとさらに難治である．また，刺激性下剤の依存性に陥った患者を救うのもとてもむずかしいというのが正直なところである．

　どんな病気でも早期治療が望ましいのはいうまでもない．読者の皆さまが診ている患者の中にも，血圧は良好にコントロールされていても，便秘症に気付かずトイレで死亡する患者がいるかもしれない．そして彼らはなかなか医師に便秘症の相談はしてこないのかもしれない．問診で食欲や睡眠の状態を聞くのと一緒に，便通についても聞く習慣を付けて，早期に便秘症患者をみつけ，1人でも多くの患者を適切な治療へと導いていただきたい．

便秘症の診断はむずかしくない！？

〈ケース〉
患者：最近，便秘で困っています．
医師：お通じは毎日出ていないのですか？
患者：いえ，便は毎日出ています．
医師：それなら便秘症ではないので心配いりませんよ．
患者：……．

　このケースは実際に臨床現場でよく起こっていることである．患者は便秘症で苦しんでいると訴えているが，医師は毎日排便があることを聞き，便秘症ではないと返答している．どうしてこのようなことが起きるのだろうか．
　これを解決するには，便秘症の定義を正しく理解することが大切である．

〈便秘症の定義〉
便秘症とは，「排便回数の減少」かつ/または「排便困難を認める場合」を指す．

　上記のとおり，便秘症の定義はむずかしくない．これだけで十分である．「排便回数の減少」は，「慢性便秘症診療ガイドライン2017」では週3回未満と定義されているが，これを問診で聞くことは容易ではない．実臨床では

「毎日1回〜2日に1回」は正常，「3日に1回」より少ない場合は排便回数の減少と考えればよい．

「排便困難」の症状とは，「硬い便が出るときに起こる症状」である．すなわち，硬い便は出すときに強くいきまなければならず（怒責），また排便時に分割されて直腸内に残存する（残便感）．さらに残った便を出すために何回もトイレに行く（頻回便）．微小な便のかけらが肛門管に陥頓して「お尻の穴が詰まった」と訴える場合もある（肛門部の閉塞感）．これらすべてが排便困難症状であるが，決して1つひとつを覚える必要はなく，硬い便が出るときにどのような症状を訴えるかを理解すればよい．

気を付けたいことは，医師はしばしば排便回数のみにとらわれてしまうということである．特に，便秘症の初期段階では，排便は毎日ありながら，排便困難症状が前面に出ることが多いため，注意を要する．

D 便秘症治療薬の平成維新，そして令和時代の治療へ

便秘症治療の武器となる治療薬は長年2種類しかなかったといっても過言ではない．わが国の便秘症治療は，1823年（文政6年）にシーボルトがもち込んだとされる多数の下剤の中から，センノシドなどの刺激性下剤と酸化マグネシウムが200年近く使われてきた．このため，医師は治療効果のエビデンスの知識もなく，たったこの2つの薬で，主に経験にたよって治療してきたわけである．この結果，刺激性下剤の連用による問題や，酸化マグネシウムによる高マグネシウム血症の問題などが出てきた．

ところが近年，わずか数年の間に6種類もの便秘症治療薬が登場した．まさに便秘症治療薬の明治維新ならぬ"平成維新"である．

わが国では，大学医学部や医師の卒後教育で便秘症の診療を学ぶ機会がない．新薬が登場し，新しい武器，新しい治療法を得た今，まさに便秘症診療を1から学んでいただく時機が到来したのではないかと思う．本書はこうした思いから，あらゆる診療科の医師に便秘症診療の極意を知っていただきたいと考え，企画したものである．

ぜひ，最後まで読み通していただき，日常の臨床に役立てていただければ幸いである．

第 1 章

便秘症診断のコツ
～いかに短時間で診たてができるか～

便秘症診断のコツ，便秘症の分類
～いかに短時間で分類を評価するか～

〈ポイント〉
- 慢性便秘症には原発性と続発性があり，原発性便秘はさらに「結腸通過時間正常型」，「結腸通過時間遅延型」，「便排出障害型」に分類される．
- 結腸通過時間遅延型の診断にはブリストル便形状スケール（☞口絵C図2参照）が応用できる．

慢性便秘症には原発性と続発性のものがあり，実地診療においては，さまざまな疾患が背景因子として潜んでいる可能性がある続発性便秘の鑑別を行うことがまず重要である（図6）．

腸管拡張を認めない原発性の便秘症は，「結腸通過時間正常型」，「結腸通

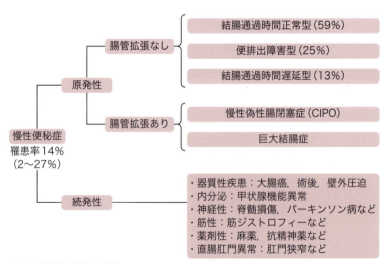

図6 慢性便秘症の分類

[Lembo A, et al：N Eng J Med 349：1360-1368, 2003 をもとに著者作成]

過時間遅延型」，および「便排出障害型」の3つのタイプに分類される．以前は「直腸性・弛緩性・痙攣性」の分類が用いられていたが，現在は用いられなくなった．

1 タイプ別原発性便秘の重症度評価

　安静時，便排出には2つの関門がある．まず1つ目は恥骨直腸筋であり，これにより直腸は前方に「く」の字に牽引されて直腸肛門角を形成している．そして2つ目は肛門括約筋であり，これにより肛門管が閉鎖されている．便排出障害はこれらのどこかに異常がある場合に起き，器質性疾患では直腸癌や直腸瘤，直腸脱などがあり，機能性疾患では直腸の「く」の字がまっすぐにならない，肛門括約筋の弛緩ができない（アニスムス）といった異常がある（図7）．

- 結腸通過時間正常型：便排出障害型とオーバーラップしていなければ緩下剤に反応しやすく，高い治療効果が期待できる．
- 結腸通過時間遅延型：診断は厳密には結腸通過時間を測定しなければならないが，わが国では測定検査に保険適用がなく使用できない．しかし近年，大腸通過の遅延はブリストル便形状スケールのタイプ1～3および排便回数0～3回/5日の場合に強く疑うことができると報告された．実地診療ではさらに特異度を上げて，「硬い便，3日に1回以下の排便回数」は結腸通過時間の遅延を疑うとよい．
- 便排出障害型：外来診療での診断は，緩下剤を投与して便が泥状便・水様便になっても強い怒責が残る場合に強く疑う．直腸指診を行えばより正しく診断できる（☞コラム「直腸指診を見直そう」参照）．

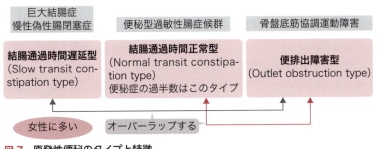

図7　原発性便秘のタイプと特徴

> **コラム**

直腸指診を見直そう

　直腸指診は，直腸癌などの器質性疾患を外来診療で拾い上げるのみならず，直腸肛門機能異常（便排出障害）の拾い上げにも有用である．内科医も実施できるのでぜひ実施を勧めたい．

① 直腸指診の実施手順
- 左側臥位で股関節屈曲位にて行う．
- 手袋を着用し，ゼリーを付けた示指で直腸指診を実施する．
- 器質性疾患や便塊の貯留をチェックする．
- 最後に左手を患者の腹部に乗せ，患者に排便時と同様にいきむよう指示する．
- 正常の反応として以下がみられる（図8）．
    ① 腹筋群の収縮
    ② 会陰下降（術者の示指が外側に数cm程度明確に移動する＝恥骨直腸筋の弛緩による直腸の屈曲解除）
    ③ 術者の肛門括約筋による示指への締め付けが明らかにゆるくなる（肛門括約筋の弛緩）

①～③いずれかの欠如あるいは肛門括約筋のさらなる締め付け（奇異性収縮）が認められた場合は異常と判断し，骨盤底筋協調運動障害と診断する．

② 直腸指診の活用方法
　便秘症の治療前と治療後の2パターンが考えられる．
- 便秘症初療時に行うことで，器質性疾患のみならず，通常の薬物治療抵抗性の直腸肛門機能異常の拾い上げに有用である．
- 便秘薬の投与を行って水様便になっても，怒責が低減しない場合は直腸肛門機能異常を疑うが，その場合に直腸指診が診断に有用である．
- なお，便排出障害の疑いがある場合，軽症なら通常の緩下剤である程度

直腸指診を見直そう

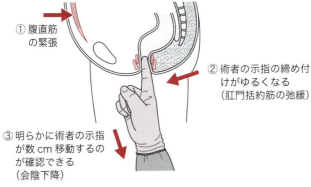

図8　直腸指診の手技
左側臥位での股関節屈曲位にて，直腸指診を実施する．直腸内の器質性疾患の有無を通常どおりの方法でチェックした後，最後に排便するときのように患者に力んでもらうと術者の示指が明らかに外側に（数 cm）移動するのが確認できれば，直腸肛門角（直腸の「く」の字の屈曲）はまっすぐになっていることが確認できる（会陰下降）．また，術者の指の肛門管内での締め付けが弱まることがわかる場合，肛門括約筋の弛緩が正常であることもチェックできる．以上2つのポイントのチェックで簡便に直腸肛門機能異常の有無が確認できる．
[Tantiphlachiva K, et al：Digital rectal examination is a useful tool for identifying patients with dyssynergia. Clin Gastroenterol Hepatol 8：955-960, 2010 をもとに著者作成]

排便コントロールができるが，困難であればすみやかに専門医へ紹介することが望ましい．バイオフィードバック療法（☞4章B参照）などの特別な治療オプションがあり，患者にとって有益である（保険未収載）．

B 鑑別診断のポイント
～悪性疾患のサインを見逃さない～

〈ポイント〉
- 大腸癌や炎症性腸疾患による器質性狭窄由来の便秘症を除外することが重要であり，①発熱・体重減少が認められること，②排便習慣の急激な変化が最近になり認められるようになったこと，③直腸出血が認められること，④50歳以上であること，⑤大腸癌の家族歴があること，などのアラームサインがあれば，積極的に消化管の精査を勧める．
- 便秘症の患者の中で，腹痛を訴える患者や，症状が強く我慢できずに頻回に診察に訪れている患者に関しては，通常の便秘症状と診断してしまうのではなく，腹部診察を丁寧に行ったり，直腸指診を行うことを含め，大腸癌を念頭において診療することが大切である．

1 慢性便秘症の診断

便秘症は，日常臨床ではもっとも多く遭遇する疾患である．患者の便秘症に対する訴えは複雑であり，また複合的である．2017年に「慢性便秘症診療ガイドライン」が策定され，便秘症の概念としては，"体外に排出すべき糞便を十分量かつ快適に排出できないために起こる症状"と定義している[1]．

慢性便秘症の病態生理は多因子からなっている．慢性便秘症の原因から分類すると，大腸癌，炎症性腸疾患，直腸瘤，巨大結腸症などの腸管の器質性疾患によって生じる器質性便秘と[2]，脳梗塞，パーキンソン病などの神経疾患あるいは重度の糖尿病や甲状腺機能低下症などの全身の基礎疾患がベースにある症候性便秘[2]，オピオイドや抗コリン薬，向精神病薬による薬剤を原因とする薬剤性便秘とに分類される[2]．

2 器質性便秘の除外とアラームサイン

　慢性便秘症の診療において，もっとも大切なことは，器質性便秘として大腸癌や炎症性腸疾患などの疾患をいかに除外できるかということにある．具体的には，大腸癌，クローン病，虚血性腸炎といった，狭窄性の器質性便秘を鑑別することが重要である．しかし，便秘症で悩んでいる多数の患者や高齢者，ADLのわるい患者に対して，すべからく大腸内視鏡検査や注腸造影検査を行うことは現実的にむずかしいうえに，ときに高齢者に対する大腸内視鏡自体がリスクともなり得る．

　しかしながら，①発熱・体重減少が認められること，②排便習慣の急激な変化が最近になり認められるようになったこと，③直腸出血が認められること，④50歳以上であること，⑤大腸癌の家族歴があること，などの，いわゆるアラームサインが認められた場合には[3]大腸内視鏡検査自体の負担も説明したうえで，精査を勧めることが重要であると思われる．

3 日常診療でみられる消化器症状をどのように活かすべきか

　アラームサインがあれば，医師は積極的に精査すべきであろうが，普段，日常臨床でよく経験する消化器症状に対してはどのように注意を払ったらいいのだろうか．ここに興味深い報告がある．一般臨床医が大腸癌と診断に至るまでに要した時間と診察時の消化器症状との関係をみた報告である．これは便秘症の患者に対する報告ではないが，腹痛，便通異常，直腸出血，嘔吐，食欲不振，体重減少を訴える大腸癌患者はそれぞれ27.3％，38.2％，39.9％，3.4％，6.9％，8.0％であり，大腸癌の診断までに要した時間を比較すると，腹痛症状，直腸出血症状，嘔吐症状を訴えている患者のみが有意により短時間で診断できたものの，ほかの症状を訴えている患者では有意差はなかった[4]．ただ，大腸癌患者における便通異常や直腸出血の割合が，やはりほかの消化器症状より高く，この2つの臨床情報は重要であるように思える．

　次に一般検査については，便潜血検査施行の有無，血液検査施行の有無，腹部X線検査の施行は，いずれも大腸癌診断までの時間的短縮にはつながらなかったとしている．一方で，腹部を丹念に診察することや，直腸指診を行うことは，大腸癌診断までに要する時間は，有意ではないものの，より短期間で診断に至ったとしている[4]．便潜血検査は有益な検査であることには

変わりはないが，便潜血陰性群にも大腸癌患者が隠れていることを示している．また，腹部症状のため救急外来を訪れた患者は，大腸癌診断に至る時間がより短いとしている．

したがって，便秘症を訴えている患者の中でも，<u>最近出現した便秘症や便に血が混じる症状，腹痛を訴える患者や，症状が強く次の診察日まで我慢できずに頻回に診察に訪れている患者の中に大腸癌患者が隠れている可能性があり，</u>こうした患者に対しては，通常の便秘症状としてしまうのではなく，腹部診察を丁寧に行ったり，直腸指診を行うことを含め，大腸癌を念頭において診療することが大切であると考えられる．

📖 文献

1) 日本消化器病学会関連研究会　慢性便秘の診断・治療研究会（編）：慢性便秘症診療ガイドライン 2017，南江堂，2017
2) Lembo A, et al：Chronic constipation. N Engl J Med 349：1360-1368, 2003
3) Spiller RC, et al：Bowel disorders. Am J Gastroenterol 105：775-785, 2010
4) Esteva M, et al：Factors related with symptom duration until diagnosis and treatment of symptomatic colorectal cancer. BMC Cancer 23：13-87, 2013

過敏性腸症候群（IBS）と慢性便秘症の鑑別

① 疫学

　便秘症を訴える患者の中に，過敏性腸症候群（IBS）の便秘型の患者は少なからず含まれている．IBSの有病率[1]は7～17％で，その約1/3が便秘型過敏性腸症候群（IBS-C）である．一方，便秘症は人口の5～25％で，そのうちIBS-Cは6～7％といわれており，IBS-Cの有病率は2～7％といえる．

② 病態

　機能性消化管障害の患者は近年増加しており，腹痛・腹部違和感を主訴とした便秘型のIBS-Cと上腹部の痛みやもたれが主たる症状である機能性ディスペプシアや非びらん性食道胃逆流症の三者がオーバーラップしていることもある．そのため，頑固な便通異常の解消により胃もたれ症状の軽減につながることもあり，便秘・腹痛・腹部膨満感・胸焼け症状などの腹部症状全般に対する配慮が必要となる．便秘症とIBS-Cを鑑別するとき，IBSの生理反応と臨床症状はストレスと関連していることを念頭におく必要がある[2]．そのため患者との対話が非常に重要となる．人生早期の心的障害経験，たとえば養育者との適応しがたい関係性，重篤な疾病，両親の死，物理的・性的・精神的虐待などはIBSを考える要因となる．上記のストレスがあるとき，感染後IBSの発症とも関連があるといわれている．慢性ストレスによる消化管運動の障害，内臓知覚過敏，粘膜分泌障害，粘膜透過性障害を引き起こすことがわかっている．最近の研究でIBS-Cと機能性便秘（FC）はスペクトラムとして捉えられていて[3]便形状も相互に往来する（図9）．

③ 鑑別

　便秘症の中でもIBS-Cは腹痛や腹部膨満感を伴う．一方，腹痛に運動，動作，排尿，月経などが関連する場合は異なる原因であることが多い．IBSの腹痛を鑑別する方法はないが，除外する方法として，腹壁の疼痛が

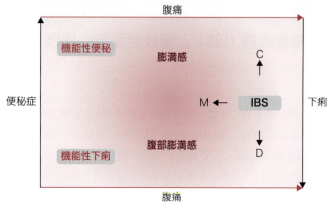

図9　機能性消化管障害の概念的枠組み

IBS-C：Irritable bowel syndrome with predominant constipation
IBS-D：Irritable bowel syndrome with predominant diarrhea
IBS-M：Irritable bowel syndrome with predominant irregular bowel habits
　　　（mixed D/C）
[Brian E Lacy, et al：Bowel Disorders. Gastroenterology 150：1393-1407, 2016 をもとに著者作成]

あれば，カーネット徴候[4]で除外することが可能である．また IBS-C はほかの便秘症に比して症状が強いことが特徴であり，難治性便秘の中に IBS が含まれている．

④ 治療

　両者ともにルビプロストン，リナクロチド，テガセロド（国内未承認）が奏効する．中でも，リナクロチドは便秘型 IBS の適応がある薬剤で，腸管上皮細胞表面に存在するグアニル酸シクラーゼC受容体に作用することで腸管内への水分分泌を促進して便通を改善する．ペプチド製剤のため体内に吸収されず，求心性神経の痛覚過敏を抑制することで，腹痛・腹部不快感を改善する作用をもつ．リンゼス® を使用しても効果不十分であったりかつ強い腹痛を有する便秘症患者には，認知行動療法などの心理・社会的療法が必要である．エロビキシバット水和物も食事摂取によりよい効果が得られる．

文 献

1) Lovell RM, et al：Global prevalence of and risk factors for irritable bowel syndrome：a meta-analysis. Clin Gastroenterol Hepatol 10：712-721, 2012
2) Chang L：The role of stress on physiologic responses and clinical symptoms in irritable bowel syndrome. Gastroenterology 140：761-765, 2011
3) Siah KT, et al：Chronic Constipation and Constipation-Predominant IBS：Separate and Distinct Disorders or a Spectrum of Disease? Gastroenterol Hepatol (N Y) 12：171-178, 2016
4) Mol FMU, et al：Characteristics of 1116 Consecutive Patients Diagnosed With Anterior Cutaneous Nerve Entrapment Syndrome (ACNES). Ann Surg, 2019
5) Drossman DA：Functional Gastrointestinal Disorders：History, Pathophysiology, Clinical Features and Rome IV. Gastroenterology 150：1262-1279, 2016

第2章

便秘症治療のキホン
～薬の選びかた，治療の進めかた～

リアルワールドでの便秘症治療の問題点

　本章では，便秘症治療の基本を押さえたうえで，患者満足度の高い，質の高い治療をどのように行うのかについて実践的に解説する．

　便秘症治療の現場は実に問題が多い．中でも以下の4点が喫緊の課題であろう．

- 内服のアドヒアランス（処方継続率）がきわめて低い！
- 刺激性下剤の連用で苦しむ患者がおどろくほど多い！
- 患者が満足する治療評価が行われていない！
- 便秘症の病態は多彩であり，適切な把握が実はとてもむずかしい！

1 なぜアドヒアランスが低いのか？

　慢性便秘症と一口にいっても，軽症から重症までさまざまなスペクトラムの患者がいる．そのような患者にただ便秘薬を1種類処方するだけでは，あたかも足に合わない靴を履けといっているようなもので，1日で放り投げられてしまう．これが高血圧や糖尿病のような自覚症状のない疾患であれば，次回の外来診療にもたいていの患者は来てくれる．しかし，便秘症の場合は，来ないか，来たとしても「先生の出した薬はダメでした」と苦言を呈されることが多い．少し古い実態調査だが，便秘症治療を受けている患者の大半が便が硬いまま（つまり効いていない）か，軟便や水様便である（効き過ぎている）というデータもある．

2 刺激性下剤連用の常習化を回避すべし

　刺激性下剤は，後述するように，毎日使えばやがて効かなくなる薬剤である（薬剤耐性）．さらに連用すると習慣性が強く出てくる特徴がある．一定期間毎日使ってしまうと，やめることがきわめてむずかしくなる．刺激性下

剤はあくまでオンデマンドで使用するのがスマートな使いかたである．しかし現実には，どれほど多くの医師が刺激性下剤を毎日服用するように処方していることだろうか……．

3 患者満足度の高い完全排便を目指して

真に患者が満足する治療，便を出すだけの治療ではなく便の形状まで見据えた治療，すなわち「完全排便」を目指すことが，本来の便秘症治療には求められている．漫然と薬剤を出して，「便が出たか，出ないか」といった治療からは卒業したい．本章ではその具体的な治療のノウハウを解説する．

4 患者にドクターショッピングをさせないために

上述のとおり，便秘症は症状も病態も多種多様である．中には重症な患者，どの薬剤も効かない患者は一定程度存在する．そうした患者を「次回から来なくなる患者」，「ドクターショッピングを繰り返す患者」にしないために，専門医へ紹介することもぜひ忘れないようにしていただきたい．"患者離れがよい"ことも名医の条件である．

B 便秘症治療の流れを押さえる

1 治療アルゴリズム

〈ポイント〉
- 治療のゴールは，便秘薬を処方して出たか出ないかを聞くのではなく，便形状を聞きブリストル便形状スケールのタイプ4の普通便に調整することによる完全排便の実現である（☞2章B②参照）．
- どの薬剤を使うかは医師個人の処方経験に応じて判断すべきであるが，現在は選択肢が豊富であるため，患者を失望させないためにも他剤に切り替えるタイミングを逸してはならない（☞3章A治療編①参照）．
- 通常の薬物治療が無効の場合，薬物治療が無効な便排出障害（直腸肛門機能異常）を念頭において除外することが重要である（☞コラム「直腸指診を見直そう」，4章B参照）．
- 高齢者の場合，特に電解質異常や脱水などに注意を払う必要があり，全身疾患的視点で治療を行う．
- 治療の最後の仕上げとして，便秘症患者は便意に乏しいため，トイレに行きやすくするなど排便環境の指導が重要である．
- 刺激性下剤のセンナは決して連用しない，あくまで頓用で使用する．
- 腹部症状など便秘症周辺症状には漢方薬で対処する．

1) 海外の状況

欧米での便秘症治療のアルゴリズムは，①まず最初に水分や食物線維の摂取など生活習慣の改善，②浸透圧性下剤，③刺激性下剤（この場合ビサコジル）の追加，④分泌性下剤（なぜかわが国では上皮機能変容薬と呼称される），⑤以上（①〜④）で治療効果が乏しければ直腸肛門機能検査を行い専門施設で治療を行う，となっている．

わが国と異なり豊富な便秘薬が使えた海外の経験は重要であるが，あくまで筆者の個人的な意見と断ったうえで，わが国の診療では便秘症で困って医

療機関の門を叩きにくる患者にまず食事指導をして様子をみるようなことはできない．したがって，特別な例外を除外すればわが国ではまず便秘症患者の初療の際には薬物療法を開始すべきであろう．そのうえで，コントロールが付いた段階で生活習慣の改善の指導をし，できれば薬剤の減量または中止を目指すべきだと考える．海外の状況を勘案してわが国での治療の進めかたを考察したい．

2）わが国の状況においてどのように治療を進めるべきか

　わが国では保険制度の観点から，保医発によりまずは旧来の便秘薬（酸化マグネシウムや刺激性下剤）を使うことになっている．このような状況でまず使うべき薬剤は酸化マグネシウムであろう．この薬剤は約200年前よりわが国で使われているため多くの医師による処方経験が豊富である．ただし腎機能異常では減量または他剤に切り替えるべきであることはいうまでもない（☞2章B④ⓐ参照）．酸化マグネシウムで効果不十分または腎機能障害などで使いにくい場合は次のステップに進む．患者の状況や各医師の処方経験に応じて7種類の薬剤から選択する（☞3章B①参照）（図10，11）．ここでのポイントは，①ある程度治療効果がある場合は患者満足度を上げるために便形状の正常化，つまりブリストル便形状スケールタイプ4の便にするように投与量の調整を行うことである（痔がある場合はもう少し軟便にする）．当然，下痢の場合は治療効果絶大ということで減量すればよい．②効果不十分の場合は1〜2週間程度で薬剤の変更を行うか，他剤との併用を行う．たとえばルビプロストンを最大量使っても不十分であれば酸化マグネシウムや刺激性下剤の追加をするといった具合である．③便形状の正常化には薬剤の投与量の増減に加え，微調整として整腸薬やポリカルボフィルカルシウムなどを追加するとよい．④治療効果がある程度ある場合でも腹部症状が残る場合がある．この場合腹痛の改善効果があるリナクロチドに切り替えるか，漢方薬（大建中湯や桂枝加芍薬湯）などを投与する．⑤最後に，便秘薬を投与し下痢便または泥状便でも怒責が残る場合，あるいは刺激性下剤を連用しても改善しない場合は専門医への紹介が望ましい．これらの難治性便秘はいくら新薬の効果が高いといっても薬物療法は無効であることが多い．

　初療で中等度以上の便秘症患者の場合，ドロップアウトしないように刺激性下剤を次回外来診療までもつように頓用で処方することも必要であろう．特に，何日も排便がない場合は外来診療で直腸指診をして糞便塞栓症（指先

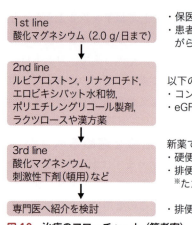

図10 治療のフローチャート（筆者案）

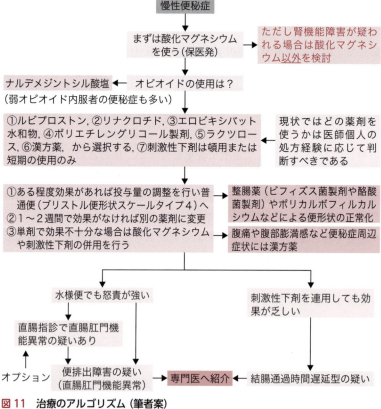

図11 治療のアルゴリズム（筆者案）

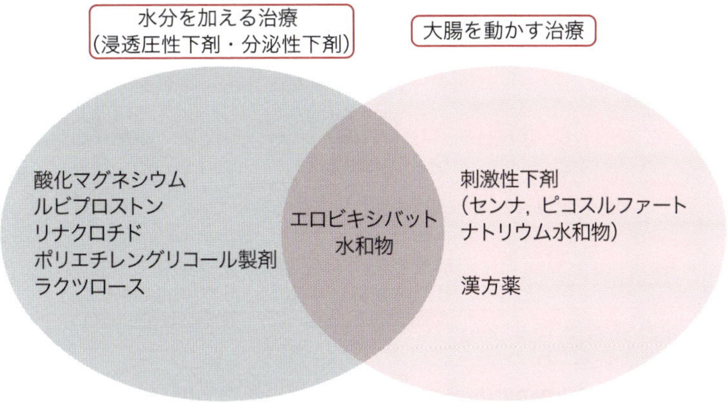

図12 各薬剤の作用機序からみたポジショニング

水分を加える治療（浸透圧性下剤・分泌性下剤）
- 酸化マグネシウム
- ルビプロストン
- リナクロチド
- ポリエチレングリコール製剤
- ラクツロース

エロビキシバット水和物

大腸を動かす治療
- 刺激性下剤（センナ，ピコスルファートナトリウム水和物）
- 漢方薬

に硬い便塊を触れる）を認めたらその場でグリセリン浣腸®や，初療日は刺激性下剤を使って糞便を出すとよい．併用薬を用いた治療をする際には，各種便秘薬の作用機序のポジショニングを勘案して何をどう併用すべきかを考えるとよい（図12）．

3）排便姿勢と排便環境整備～便意～

　便秘症患者は健常人と比べて便意の欠如がある，つまり便秘薬が効いて直腸に便が充填されてもトイレに行く気がしないことが多いのである．結果，薬剤が効かないと思われがちであるが，この場合，患者にトイレに行くように指導を行う必要がある．朝食をしっかり食べ，その後トイレに行くこと，特に排便姿勢が重要でトイレで雑誌や新聞などを読んでいては出るものも出ないため，直腸肛門角を考え前傾姿勢になることが重要である（通常，直腸は「く」の字に屈曲しているが前傾姿勢で鈍角になる）．足が伸びきってしまうと腹筋に力が入らないため足おきを使うとよいだろう．肘が腿に付くのが理想の姿勢といわれている（図13）．

4）生活習慣の改善の位置付け

　前述のとおり，海外では便秘症患者を診たらまずは食生活などの生活習慣の改善を指導するが，筆者としては，わが国の患者に対してそのアプローチを突然行うと患者の不満が高くなりすぐにドロップアウトしてしまうと考える．したがって，薬物治療と平行して生活習慣の改善指導を行うことが望ましい．特に，治療でコントロールされ患者満足度が高まった段階で切り出す

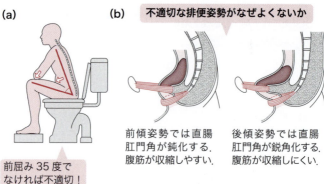

図13 便秘症治療の最後の仕上げは排便姿勢
便秘症でない人は排便姿勢に問題はないが一度便秘症になると一気に重要となる．しかし患者も医師も認識していない．排便姿勢の改善のみで快便になる患者もいる．

とよい．軽症の場合は，食事療法や排便環境の整備のみで薬剤フリーにできることが多い．

文献
1) Camilleri M, et al：Chronic constipation. Nat Rev Dis Primers 3：17095, 2017

B 便秘症治療の流れを押さえる

2 治療のゴールの設定と，そのためにどう治療すべきか

〈ポイント〉
- 治療のゴール＝質の高い排便コントロールは，「便形状を普通便（ブリストル便形状スケールのタイプ4）にすること」である．普通便がもっとも完全排便しやすく，QOL が高い．
- 便形状は緩下剤でコントロールし，刺激性下剤はあくまでも頓用で使用する．

a 治療のゴールは「便が出たか出ないか」ではない

「便秘症」＝「排便回数の低下」ではない．これまでの便秘症診療では「排便があったか，なかったか」がとかく注目されてきたが，治療により便が出たとしても，硬い便で怒責が強かったり，泥状便・水様便で頻回にトイレに行く羽目になったりしている患者が散見された．質の高い治療，患者の満足度の高い治療は，「便が出たか出ないか」ではなく，「便形状の正常化」を目指した治療であるべきである．この実現により患者の排便困難症状は劇的に軽減し，"快便"を再び経験できるようになる．

b 究極の治療のゴールは迅速かつ完全な排便の実現

健常人がどのように快適に排便し，すっきり感を得ているかを考えてみると，満足度の高い排便には迅速かつ完全な排便が重要である．通常，健常人の排便はわずか数十秒程度である．1分を超えることはまずない．おどろいたことに，この時間は哺乳類では体格の大小にかかわらずほとんど変わらない．体重1kg足らずの猫から1tを超える象に至るまで多くの哺乳類の排便時間は平均12秒であるという[1]．これは，哺乳類が敵に攻撃されないよう

生存競争に打ち勝つために必要であったと推測されている．人間も例外ではなく，短時間の排便が重要であり，満足度も高いことになる．加えて，いうまでもなく一度の排便で直腸内の便を完全に排出することも重要である．この迅速かつ完全な排便のためには便形状が重要なのである．われわれは，実際に便秘症患者で便形状の違いが患者の排便に関するQOLにどのように影響を与えているかを調査したところ，ブリストル便形状スケールのタイプ4がもっともQOLが高かったことを確認している（図14）．

c 治療の実際〜下剤量の調整でタイプ4を目指す〜

図15に示すように，ブリストル便形状スケールのタイプ4であれば，便は直腸に充填され，恥骨直腸筋が弛緩して腹圧をかければ弾性のある便は細い肛門管も容易に変形して通過し，ごく軽いいきみのみで短時間に排便が完了する．患者は高い満足度を得られる．

一方，硬い便は肛門管で変形できないため強い怒責が必要となり，しかも通過に時間がかかる．途中でひび割れや分割が生じやすく，残便感につながる．ゴマ粒以下の微小の便塊が肛門管に残存するときわめて強い不快感を引き起こす．肛門は繊細な感覚臓器であるため，微小でも肛門管に便塊があれば患者は「お尻の穴が詰まった」ように感じる．

では，刺激性下剤や緩下剤を多用して泥状便・水様便にするとどうか．実はこの治療がもっともまずい．水様便は楽に排便できるが，残念ながら半分は直腸S状結腸角を越えて結腸深部に逆流する．この逆流便がしばらくすると再び直腸にもどってきて強い残便感を引き起こし，患者は何度もトイレに行くことになるのである．

治療のゴールは，「便形状がタイプ4になったかどうか」，この一点のみである．

d 治療のコツ〜投与量の調節〜

- 浸透圧性下剤：基本的に投与量が無段階に調整できるので，こまやかに調整を行う．
- 分泌性下剤：ルビプロストンは12 μg，24 μgのカプセルがあり，48 μg

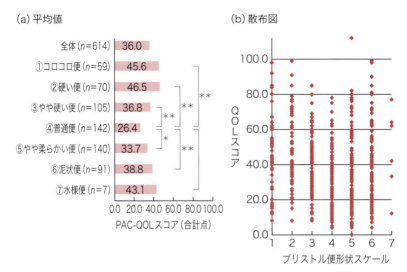

図14 ブリストル便形状スケールのタイプ4がどうして理想なのか? PAC-QOLスコアでの解析

便秘症患者614例の排便に関するQOLの調査を行ったところ, タイプ4の便形状がもっともQOLがよかった (PAC-QOLは低いほどQOLが高い).
*: $P<0.05$, **: $P<0.01$
※一元配置分散分析(Tukey-Kramerの方法による多重比較)(対照群を「④普通便」として対立仮説: 対照群≠)
[Ohkubo H, et al : Relationship between Stool Form and Quality of Life in Patients with Chronic Constipation : An Internet Questionnaire Survey. Digestion 1 : 1-8, 2019 をもとに著者作成]

のフルドーズから36, 24, 12μgと減量できるので, 便形状に応じて適宜減量する. リナクロチドは減量して効果がやや弱い場合(通常0.25 mg×2錠, 朝食前であるが, 1錠に減じた後に便形状が硬くなった場合), 少量の酸化マグネシウムを追加するとよい.
- 胆汁酸トランスポーター阻害薬:エロビキシバット水和物は5, 10, 15 mgの増減が可能であるので, 適宜調整する.
- さらに微調整する場合:便の量が少なかったり, もう少し柔らかくしたい場合はポリカルボフィルカルシウムを追加する. あるいは, もう少し硬めにしたいときやもう少し柔らかくしたい場合にはビオフェルミン®(1日3〜6錠を3回に分けて服用)などを追加する.

排便周期が規則正しくないとき, 旅行や仕事で生活のリズムが変化しやす

第2章 便秘症治療のキホン～薬の選びかた，治療の進めかた～

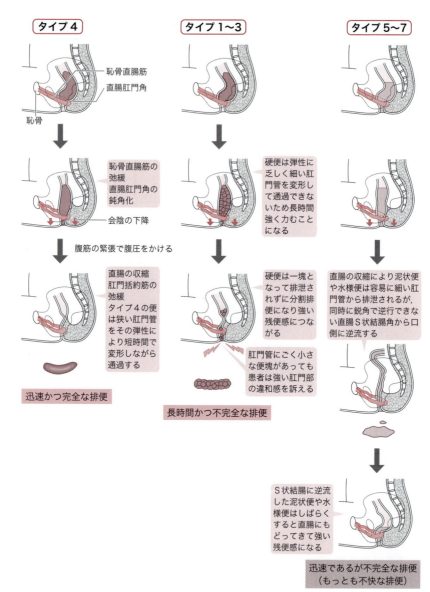

図15 便秘症治療の究極のゴールは完全排便

いときなどには，同じ薬剤を投与しても便形状が正常になるとは限らない．患者には，あまり神経質にならずに臨機応変に内服量を変更するように指導することも必要である．また，若い女性などに多いダイエットによる食事制限や高齢者の食事摂取量の減少などを認めた場合には，しっかりと食べなければ便秘症が改善しないことを伝えることも忘れてはならない．

文献

1) Yang PJ, et al：Hydrodynamics of defecation. Soft Matter 13：4960-4970, 2017

B 便秘症治療の流れを押さえる

3 薬物療法の基本〜処方の失敗を減らすためにはどうすればよいか？〜

〈ポイント〉
- 刺激性下剤はあくまでも「オンデマンド」処方のみ．「連用患者」は絶対に作らない．
- 酸化マグネシウムは定期的な血液検査などで血清マグネシウム濃度を確認し，有害事象に留意する．
- 現在使用可能な薬剤は8種類あり，いずれかが著効する可能性は高いので，タイミングよく処方変更することを心がける．基本は「2回目の外来診療で効果不十分であれば，増量や薬剤変更」，「ブリストル便形状スケールのタイプ4を目指す」の2点である．
- ただし，どの薬剤の効果も期待できない難治性便秘の患者も一定程度いるため，治療に苦慮するときはすみやかに専門医へ紹介する．
- 処方の際は，副作用の説明も忘れずに．

a すべての便秘症患者さんの治療がすんなりいくとは限らない

わが国の便秘症治療の現状はどうなっているのか，リアルワールドの調査結果をみてみよう（図16）．
- 治療を受けているにもかかわらず患者の半数が硬便のままである．
- 普通便であるブリストル便形状スケールのタイプ4はわずか1割強．
- 泥状便や水様便の患者もいる．

といったことがみえてくる．

現在わが国では，便秘症患者へ薬物治療を行う際，新薬6剤に加えて既存の酸化マグネシウムおよび刺激性下剤の計8剤の選択肢がある．これは世界でも屈指のバラエティといってよいであろう．しかし一方で，患者の1〜2

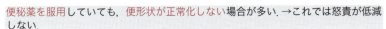

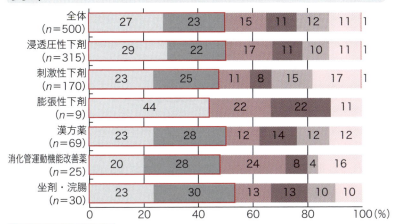

図16 医療機関での治療患者における現在服用中の薬剤別にみた便形状（ブリストル便形状スケール）

タイプ1「コロコロ便」が27％ともっとも多く、続いてタイプ2「硬い便」が23％であり、両者の合計は約50％であった。

［三輪洋人ほか：日本人における慢性便秘症の症状および治療満足度に対する医師/患者間の認識の相違．Therapeutic Research 38：1101-1110をもとに著者作成］

割は、便排出障害，重症の結腸通過時間遅延型便秘症，刺激性下剤依存症といった通常の治療ではコントロール困難な患者が含まれる．こうした患者については迅速に専門医へ紹介することが望ましい．患者を抱え込んでしまうとトラブルのもととなるリスクもある．「患者離れがよいのも名医の条件」である．

b 便秘症治療は「適"剤"適所」

8種類ある便秘症治療薬を使いこなすには、まずその特徴や副作用を知ることが肝要である．
- 刺激性下剤は毎日は内服させない．依存症になるとその改善はほぼ困難である．
- 酸化マグネシウムは保医発により最初に使う薬剤であるが、使用の際は高マグネシウム血症の有害事象を回避する．

- 新薬の処方は,「副作用の説明」と「投与量の調節」が"キモ中のキモ"である.

処方失敗の二大原因は,「副作用」と「投与量調整の不十分さ」である.各薬剤の特徴を理解し,「適"剤"適所」の処方を目指したい.

C 患者さんの満足度を上げる処方のコツ

患者は便秘症で困って受診するわけであり,薬剤が効かないと不満を感じる.一方で,効き過ぎると下痢になりパニックになる.また有害事象に不意打ちされると拒絶反応を起こす.ではどうすればよいのか.ポイントは,「効き過ぎると下痢になることを説明し,減薬の指導をしておくこと」と,「効果が不十分なときは頓用で刺激性下剤を服用し,次回の外来診療まで対応してもらうこと」である.薬剤によっては適宜増減できるものもあるため,それらを処方している際には「効果が不十分なときは増量してください」と説明してもよい(図17).

副作用については事前にしっかりと説明し,忍容性を上げることが大切である.たとえば,ルビプロストンでは「最初1週間はムカムカしますが,そのうち慣れるので様子をみてください.食後すぐに服用するとムカムカは少なくなります」,エロビキシバット水和物では「はじめは蠕動痛といって動かなかった腸が動き出すことでお腹が痛くなることがありますが,排便すれば痛みは和らぎますし,1〜2週間で痛みはなくなります.もしあまりに痛いときは減量するか中止して,受診してください」といったように説明するとよい.

新薬の治験結果では,約8割の患者で内服後24時間以内に自発排便が認められ,また治療効果も投与後1〜2週でピークに達していたことから,新

緩下剤(酸化マグネシウムや新薬)を毎日内服してブリストル便形状スケールでタイプ4の便を目指す.
・下痢になる前に減量することと,薬剤特有の副作用を説明して患者の忍容性を高める.
・投与量の調節を行う.

刺激性下剤の頓用使用(週1〜2回に限定)

図17 便秘症薬物治療の基本

薬を処方している場合，2回目の外来診療で効果が不十分であれば，増量で対応できそうならば増量，あるいは他剤への切り替えを行う．これにより患者のアドヒアランスも期待できる．

〈薬物治療の基本〉
- 刺激性下剤以外の薬剤は毎日投与．投与量のさじ加減でブリストル便形状スケールのタイプ4を目指す．
- 効果が実感できなければ即座に薬剤を切り替える．
- それでも効かない場合は刺激性下剤の頓用を併用する．

d 各薬剤の特徴を押さえよう（表16）

表16　代表的な便秘薬

	特徴	有害事象・問題点	対策
酸化マグネシウム	安価．わが国における処方経験が豊富．	高マグネシウム血症	定期的血液検査，減量および他剤への切り替え．
刺激性下剤	作用が強力．	腹痛，下痢，習慣性・依存性，薬剤耐性	腹痛・下痢などの可能性を事前に説明，連用しない．
ルビプロストン（アミティーザ®）	エビデンスが豊富で用量調節性に優れる．	悪心	①若い女性に頻度が高いので高齢者や男性向け．②少量からはじめ慣らしていけば忍容性は高い．特に食事直後の内服が効果が高い．
リナクロチド（リンゼス®）	腹部症状を訴える患者に適している．	下痢	1錠から開始することや下痢の可能性を事前に説明すること．
エロビキシバット水和物（グーフィス®）	満足度が高い．用量調節性に優れる．	腹痛，下痢	初期に蠕動痛があることを患者に説明，下痢の可能性があることも説明．
ポリエチレングリコール製剤（モビコール®）	小児にも使え，安全性が高い．	効果発現が緩徐	事前に説明．
ラクツロース（ラグノス®ゼリー）	安全性が高く透析患者へのエビデンスがある．	効果発現が緩徐	事前に説明．
ナルデメジントシル酸塩（スインプロイク®）	オピオイド誘発性便秘症の切り札．	下痢	投与直後に下痢があることを事前に説明．

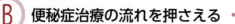

B 便秘症治療の流れを押さえる

薬物療法の実践

浸透圧性下剤の使いかたのコツ

1）浸透圧性下剤とは……（表17）

➡「慢性便秘症診療ガイドライン2017」において浸透圧性下剤は推奨度1，エビデンスレベルAに位置付けられている．

➡特徴として①用量調整が容易にできる点があり，②作用発現までに時間がかかる点に注意すべきである．国内外の各種ガイドラインでも便秘症に対して最初に使うべき薬剤と位置付けられている．

➡使いかたのコツは増減量の基準を指導してブリストル便形状スケールのタイプ4（平滑で柔らかいバナナ状の便）になるように調整すること．

表17　浸透圧性下剤の種類と特徴

	酸化マグネシウム	モビコール®（12歳以上）	ラグノス®NF経口ゼリー
用法・用量	食後，1日1〜3回に分けて	いつでもよい 1日2包から開始 （1〜6包まで適宜増減）	いつでもよい 1回2包を1日2回から開始（2〜6包/日まで適宜増減）
併用注意薬	多い	なし	α-グルコシダーゼ阻害薬（消化器系副作用が増強される可能性がある）
電解質異常	起きる可能性あり（血清マグネシウム値上昇）	起きにくい	起きにくい
注意すべき副作用	高マグネシウム血症（定期的血液検査の推奨），下痢など	下痢・腹痛など	下痢，腹部膨満感，腹痛など
エビデンス	不明	高い	高い
小児・妊婦	—	小児：2歳以上で可 妊婦：治療上の有益性が危険性を上回ると判断される場合のみ投与可 海外では使用可	小児：適応なし 妊婦：治療上の有益性が危険性を上回ると判断される場合のみ投与可
コスト	安価	高価	高価

❶ 酸化マグネシウム

- 1823年にシーボルトがわが国にもち込んだ下剤の1つ「麻倶涅矢亜」であり，その後約200年間わが国で使われてきた．
- 塩類下剤と呼称されるが，作用機序から浸透圧性下剤に分類される．
➡ わが国でもっとも処方されている便秘薬．

🔹 薬理作用機序

- 胃酸および膵液により薬効を発揮する．
  $MgO + 2\,HCl\,(胃酸) \rightarrow MgCl_2 + H_2O$
  $MgCl_2 + 2\,NaHCO_3\,(膵液) \rightarrow Mg(HCO_3)_2 + 2\,NaCl \rightarrow MgCO_3$
➡ 胃酸および膵液で活性化されるので食後の内服が望ましい．
- 胃切除後や酸分泌抑制薬内服により効果はかなり減弱する．

🔹 副作用

- 高マグネシウム血症に要注意．各種ガイドラインや厚生労働省の指針では，本剤投与中は定期的な血清マグネシウム値の測定が推奨されている．
➡ 血清マグネシウム高値となるリスク因子[1]：① eGFR 55.4以下，② BUN 22.4以上，③酸化マグネシウム 1,650 mg/日以上，④酸化マグネシウム服用期間 36日以上，はリスク因子であり，年齢68歳以上（高齢者）や薬剤併用（PPI，H₂RA，活性型ビタミン D₃ 製剤，利尿薬）についても添付文書の記載以上に注意を要する．

🔹 使いかたのキホン

> **◎オススメ** 便秘症患者にはまず酸化マグネシウムから治療をはじめる（保医発では安価な薬剤の使用が推奨されている）．
>
> **×要注意!** 定期的な血清マグネシウム値の測定に加え，高齢者や腎機能低下患者（eGFR 60以下），酸分泌抑制薬や利尿薬，活性型ビタミン D₃ 製剤と併用の場合は減量か他剤を検討すべき．
>
> **×要注意!** 効果発現がおだやかなので，事前の患者説明は必須．

🔹 失敗しないための処方のコツ

- 食後の内服とすること．併用注意薬が多いので注意（**表18**）．
- まずは1日1～2gを1～2回に分けての服用からはじめ，適宜増減する．

表 18　酸化マグネシウムの併用注意薬一覧

テトラサイクリン系抗菌薬 　テトラサイクリン 　ミノサイクリン，など ニューキノロン系抗菌薬 　シプロフロキサシン 　トスフロキサシントシル酸塩水和物，など ビスホスホン酸塩系骨代謝改善薬 　エチドロン酸二ナトリウム 　リセドロン酸ナトリウム水和物，など 　セフジニル 　セフポドキシムプロキセチル 　ミコフェノール酸モフェチル 　ピラルビシン 　ペニシラミン	ジギタリス製剤 　ジゴキシン 　ジギトキシン，など 高カリウム血症改善イオン交換樹脂製剤 　ポリスチレンスルホン酸カルシウム 　ポリスチレンスルホン酸ナトリウム 活性型ビタミン D_3 製剤 　アルファカルシドール 　カルシトリオール	その他 　アジスロマイシン水和物 　セレコキシブ 　ロスバスタチンカルシウム 　ラベプラゾールナトリウム 　ガバペンチン 　ポリカルボフィルカルシウム 　ミソプロストール 　鉄剤 　フェキソフェナジン塩酸塩

特に活性型ビタミン D_3 製剤は血清マグネシウム値の増加をきたすため注意が必要である．

❷ ポリエチレングリコール

a）高い有効性と用量依存性

➡ 便の硬さのコントロールが容易．

● 海外では豊富なエビデンスがあり，糞便塞栓除去の適応もある（海外のみ）．

b）生理的な作用，非吸収性のため高い安全性

➡ 適応患者を選ばない．

● わが国では大腸内視鏡前処置の下剤として処方実績がある（1992 年より）．小児と成人での国内臨床試験が行われ，便秘症用に少量の処方が可能となった．

薬理作用機序

● ポリエチレングリコールは水分子と結合し，そのまま吸収されずに腸まで水分を運ぶことで（水分保持作用），便中水分量の増加・便容積の増大により，生理的な大腸蠕動運動を活発化させ，滑らかな排便が期待できる．

● 非吸収性で薬剤耐性もないため，併用薬との相互作用などの注意喚起が必要ない．

● 等張性で循環器系への水分負荷がなく，ほかの浸透圧性下剤のように腸管からの水分分泌がないため（体内の水を引かない），脱水になりにくい．

➡ 何も足さない，何も引かない便秘薬．

副作用
- 軽度の下痢・腹痛（報告された下痢はポリエチレングリコール量が多く，減量で対処可能．脱水の危惧は少ない）．

使いかたのキホン

> **◎オススメ** 副作用も少なく，併用注意薬もなく，患者を選ばずベース薬として使用．
>
> **×要注意！** 効果発現がおだやかなので，事前の患者説明は必須．

- 小児（2歳）から大人，高齢者まで使用可能．
- 1日1〜6包の間で用量調節可能．用量依存性が高く，便形状をバナナ便（ブリストル便形状スケールのタイプ4）に容易に調整できる．
- 1包（粉末）あたり約60 mLの水分に溶かして服用．ジュースやお茶，スープなどの好みの飲料で溶解できる．
- 服用時間の決まりがなく，ライフスタイルに合わせて服用できる．一度に飲めなければ，分割してその日中に飲み切ればよい．
- 脱水や電解質異常を引き起こさない（高齢者，心疾患・腎疾患の患者で使用可）．海外では妊婦の安全性が確立している[2]．
- 薬剤性便秘および症候性便秘の患者でも効果が確認されている．

➡ 患者背景で処方選択に迷ったら，まずはポリエチレングリコール．

- 効果発現までの立ち上がりがおだやかなことを事前に説明することが，患者が治療離脱しないカギ．

失敗しないための処方のコツ
- 治療開始初期は，1日1回2包からはじめる（内服のタイミングはいつでもよいので自宅にいるときがベスト）．
- 増やすときは1日待つ．1日待ってから2包増量する．下痢になったら2包減量もしくは休薬．
- 服用した翌日から毎日一度はトイレにいくように勧める．

〈服薬指導例（12歳以上）〉
- 初回投与は2包を夕食後に服用し，効果がなければ，次のステップへ．

- ➡ 1日4包へ：朝2包，夕2包．
- ➡ 1日6包へ：朝2包，夕4包．または朝3包，夕3包．
- ➡ 最大1日6包まで増量可（国内治験平均は2〜4包/日）．
- ゆっくり効果が現れるので，増やすときは1日待つ（連続して増量しない），下痢になったら2包減量するか休薬する．投与開始1週間程度は，刺激性下剤などの救済薬処方も考慮する．
- 自然な便意で，刺激性下剤のような強さはないので，内服した翌日の日中に一度はトイレにいくように勧める．
- 飲み忘れた場合は，その分をスキップして，次の服用分から再開する．
- 旅行や仕事の負担などで便秘症の排便周期は乱れるため，効果が減弱した際はためらわずに2包増量する．

❸ ラクツロース（ラグノス®NF経口ゼリー）

- わが国では1975年から，①高アンモニア血症に伴う精神神経障害，手指振戦の改善，脳波異常，②産婦人科術後の排ガス・排便の促進，③小児における便秘症の改善の適応で使われてきた．慢性便秘症の適応は2018年にラグノス®NF経口ゼリーに追加された（本項目の内容はほかのラクツロース製品には該当しない）．
- ➡ 長年の国内使用実績あり．
- 血液透析患者の慢性便秘症を対象とした臨床試験で安全性と有効性が確認されている．

薬理作用機序

- 消化管からほとんど吸収されない．小腸には分解酵素が存在しないため，未変化体のまま大腸に到達し，浸透圧作用で腸管内に水を分泌し便を柔らかくする．
- 大腸において腸内細菌により主に乳酸，酪酸など有機酸に分解され，大腸内の浸透圧を上昇させて腸内への水の移動を引き起こす．乳酸，酪酸は腸管の蠕動運動を亢進させる作用もある．
- ➡ プレバイオティクス効果も期待できる浸透圧性下剤．

副作用

- 禁忌：ガラクトース血症患者［ガラクトース（1％以下），乳糖（1％以下）

を含有].
- 主な副作用は下痢,腹部膨満感,腹痛.重篤な副作用はみられない.

> 🔖 **使いかたのキホン**

> ◎ **オススメ** 便秘症の症状に合わせて1日2〜6包の間で用量調節が可能.特に透析患者,高アンモニア血症患者における安全性が国内治験で確認されている.
> × **要注意！** 効果発現がおだやかなので,事前の患者説明は必須.

- ゼリー剤：甘味を緩和,水なしでそのまま服用できるため,嚥下機能が低下した高齢者でも服用しやすい.
- スティック包装：計量なしで服用できる.携帯しやすく,使い切りのため衛生的.
- 服用時間の規定：朝・昼・夕,食前・食後などの規定がないので,ライフスタイルに合わせて服用できる.
➡ 特に透析患者,肝硬変患者の便秘症にはラグノス®NF経口ゼリー.
- ラグノス®NF経口ゼリーは分包化されているため,小児用に用量調節ができない(小児便秘症の適応なし).

> 🔖 **失敗しないための処方のコツ**

- 1回2包を1日2回から開始し,適宜増減する(最大1日6包まで).
- 飲みはじめの頃に消化器症状(下痢,腹部膨満感など)が起こることがある旨をあらかじめ患者に伝える.

〈服薬指導例〉
- 水様便になった場合は減量または休薬し,2日間排便がない場合は1回1包増量する.
- 透析患者で透析時の排便に不安を訴える場合は前日の休薬などを提案する.
- 服用し忘れた場合は次の服用時間に1回分を服用する.2回分をまとめて服用しない.
- 開封後はすぐに服用する.服用後にスティック内に残った薬剤は保存せずに廃棄する.

- 甘味のあるゼリーだが，薬剤であるため患者本人以外が服用しないように指導する．

📖文 献

1) Wakai E, et al：Risk factors for the development of hypermagnesemia in patients prescribed magnesium oxide：a retrospective cohort study. J Pharm Health Care Sci 5：4, 2019
2) Neri I, et al：Polyethylene glycol electrolyte solution（Isocolan）for constipation during pregnancy：an observational open-label study. J Midwifery Womens Health 49：355-358, 2004

B 便秘症治療の流れを押さえる

4 薬物療法の実践

b ルビプロストンの使いかたのコツ

1) ルビプロストンとは…

- 従来の下剤とは異なる作用機序である上皮機能変容薬の一種.
- わが国における臨床試験で，長期(48週)にわたり自然排便回数および便の硬さを改善した.
- 「慢性便秘症診療ガイドライン2017」において「推奨の強さ：1」，「エビデンスレベル：A」[1].
- 新しい剤形として12 μgが発売されたことで，従来の1日用量24 μg，48 μgから1日用量として12 μg，36 μgが加わり，微調整が可能となった.

薬理作用機序

小腸上皮頂端膜に存在するClC-2クロライドチャネルを活性化させることにより，腸管内への水分分泌を促進し，便を柔らかくし腸管内の輸送性を高めて，患者の自然な排便を促す[2](図18).

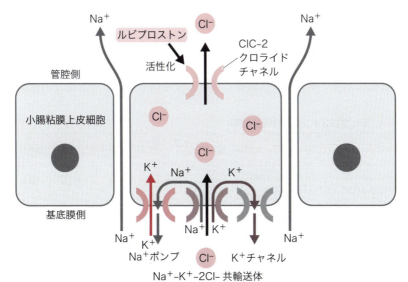

図18 ルビプロストンの薬理作用機序

副作用

- 下痢（30.2％），悪心（23.2％），頭痛（5.7％），胸部不快感（5.4％），腹部不快感（4.4％），嘔吐（3.8％），腹部膨満感（2.5％）など（**表19**）．

使いかたのキホン

> **◎オススメ** 酸化マグネシウムの数倍の効果があるイメージで使用する．
> **×要注意!** 腸閉塞が疑われる場合や妊婦・妊娠している可能性のある女性には禁忌．
> **×要注意!** 比較的若い女性に悪心の傾向が強い．

- 浸透圧性下剤のように腸管内の水分分泌促進作用で便を柔らかくする効果があり，腸管管腔内へ水分負荷がかかることにより，生理的な大腸蠕動運動を活発化させる．
➡ 頓用での使用も十分有効．
- ルビプロストンは，腸管内の水分分泌作用の効果が大きいため，酸化マグネシウムのような浸透圧性下剤よりも水分分泌量が数倍になるイメージで使用する．
- すでに浸透圧性下剤や刺激性下剤を内服しているが効果が不十分な場合には，内服中の薬剤を中止・減量してからルビプロストンを開始すると下痢の出現が少ない．
- 糖尿病やパーキンソン病患者における便秘はもっとも一般的な消化器症

表19 ルビプロストンの副作用発現率

	症例数	副作用（％）	悪心	下痢	治療中止
Johanson JF, et al：Am J gastroenterol 103：170-177, 2008	120	50.8	31.7	5.0	7.5
Barish CF, et al：Dig Dis Sci 55：1090-1097, 2010	119	42.9	21	3.4	16.8
Lembo AJ, et al：Dig Dis Sci 56：2639-2645, 2011	248	42.3	19.8	9.7	13.3
Fukudo S, et al：Clin Gastroenterol Hepatol 13：294-301, 2015	62	41.9	14.5	14.5	―

状である．ルビプロストンは糖尿病やパーキンソン病の便秘症状に対しても症状改善に効果がある[3,4]．

- 便秘薬の投与歴がない患者や既存薬で十分な効果が得られなかった重症便秘症患者にも幅広く効果を示すため，長期間連用してきた緩下剤の中止を可能にする．
- ルビプロストンは活性化するプロスタグランジン E_1 をもとに開発された経緯があり，子宮収縮作用による流産の可能性が危惧され，妊婦・妊娠している可能性のある女性には禁忌となっている．

失敗しないための処方のコツ

内服を継続できるよう副作用に対する患者の理解を得る．

- 48 μg/日から開始すると薬剤の効果が強く出現するため，下痢や悪心の副作用で内服が継続できなくなる場合がある．特に便秘薬の投与歴がない患者は 12 μg/日から徐々に増量していくステップアップ方式のほうが副作用の出現が少ない．
- 腹部膨満感を主訴に認める女性患者は悪心を認めやすいため，食前にイトプリド塩酸塩を予防的に内服し，食事直後にルビプロストンを内服することで悪心が少なくなり，治療継続性が向上した報告もある[5]．

文献

1) 日本消化器病学会関連研究会　慢性便秘の診断・治療研究会（編）：慢性便秘症診療ガイドライン 2017, 南江堂, 2017
2) Cuppoletti J, et al：SPI-0211 activates T84 cell chloride transport and recombinant human ClC-2 chloride currents. Am J Physiol Cell Physiol 287：C1173-C1183, 2004
3) Christie J, et al：A Randomized, Double-Blind, Placebo-Controlled Trial to Examine the Effectiveness of Lubiprostone on Constipation Symptoms and Colon Transit Time in Diabetic Patients. Am J Gastroenterol 112：356-364, 2017
4) Ondo WG, et al：Placebo-controlled trial of lubiprostone for constipation associated with Parkinson disease. Neurology 78：1650-1654, 2012
5) Tatsuya abe, et al：Efficacy of itopride in the prevention of lubiprostone-induced nausea. Open Journal of Gastroenterology 4：305-309, 2014

B 便秘症治療の流れを押さえる

4 薬物療法の実践

C リナクロチドの使いかたのコツ

1) リナクロチドとは……

- 米国の Ironwood 社が発見した 14 残基のアミノ酸から生成された合成ペプチド化合物の上皮機能変容薬.
- わが国では，2017 年 3 月に便秘型 IBS を効能，効果として発売，2018 年 8 月に慢性便秘症の追加適応を取得.

薬理作用機序

- 腸管上皮細胞上に存在するグアニル酸シクラーゼ C 受容体に作用→腸管上皮細胞内の cGMP 量が増加→囊胞性線維症膜貫通調整因子（CFTR）が活性化→腸管内への水分分泌とともに小腸輸送能を促進→便通改善（図 19）.

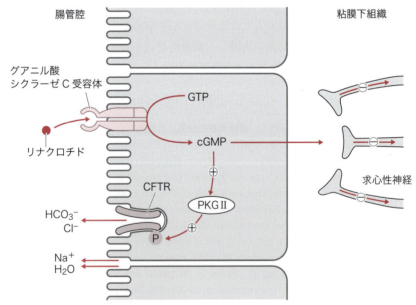

図 19　リナクロチドの薬理作用機序
[Layer P, et al：Review article：linaclotide for the management of irritable bowel syndrome with constipation. Aliment Pharmacol Ther 39：371-384, 2014 をもとに著者作成]

- 腸管細胞外へ輸送された cGMP は消化管粘膜下の内臓知覚神経の痛覚過敏を抑制し<u>腹痛を改善</u>[1]．
- 最近の報告ではグアニル酸シクラーゼ C 受容体は胃，小腸，大腸に存在することが明らかになっている．

副作用

- リナクロチドは体内でほとんど吸収されず腸管に達し消化管内で代謝されると考えられている．わずかに吸収された活性ペプチドは腎臓から排泄される．また，シトクロム P450 の基質にはならないためシトクロム P450 代謝の影響は受けず，薬物相互作用はないと考えられている．
- もっとも多い副作用は下痢（承認時までの国内臨床試験での頻度は 11.6%）．この下痢は腹痛を伴わない．その他の重篤な副作用は報告なし．

使いかたのキホン

> ◎オススメ　過敏性腸症候群の便秘型のような腹痛を伴う便秘症患者．
> ×要注意！　重度の下痢発現の場合はすみやかに休薬し，外出中での便失禁をさせない工夫（用量設定，投与時間）が必要．

- 通常，成人にはリナクロチド 0.5 mg を 1 日 1 回，食前に経口投与[2,3]．症状により 0.25 mg に減量する．
- 下痢は薬剤摂取時間と食事の摂取時間が近いと強くなるため，食事の 30 分前には服用させる．食前投与に比べ，食後投与，就寝前投与のほうが下痢の発現頻度が高い（市販後調査）．

失敗しないための処方のコツ

- 副作用である下痢は短時間に 3 回，4 回と続く場合が多く認められており，外出中に便失禁をさせない工夫が必要である．

a）初回投与量

- 便秘症が強い場合は 0.5 mg より開始し下痢になれば 0.25 mg に減量する．そうでない場合は 0.25 mg で開始し効果がなければ 0.5 mg に増量する．
➡ 0.25 mg でも下痢になる場合には 1 日休薬し隔日投与にする．それでも下痢で困る場合にはリナクロチドは歯でかむことにより簡単に分割できるので 0.125 mg 投与とし，残薬は廃棄する．

b）投与時間
- 初回投与後，排便までの時間は個人差が大きく予測が難しい．早い場合には投与後2～3時間で頻回の下痢を認める場合があり，朝食前に投与すると外出先で便失禁をきたす危険性がある．
➡ もっとも安全な初回投与時間は夕食前．排便までの時間が判明したら患者と相談のうえ投与時間を決定する．

c）他剤からの切り替え
- 他剤との併用による下痢の発症を避けるために，原則として，既投与の便秘薬はすべて中止することが望ましい．効果不十分の場合は，他剤を追加する．
- 他剤と併用する場合は他剤を減量したうえでリナクロチド0.25 mgを上乗せする．下痢が出現すれば他剤を中止，便秘症が改善しなければリナクロチドを0.5 mgに増量するなど，臨機応変に対応する．

d）無効の場合
リナクロチド0.5 mgを使用しても無効の場合には，アントラキノン系誘導体，ジフェノール誘導体の頓用での併用，および漢方薬の併用などを考慮する．

📖 文 献
1) Layer P, et al：Review article：linaclotide for the management of irritable bowel syndrome with constipation. Aliment Pharmacol Ther 39：371-384, 2014
2) Fukudo S, et al：A randomized controlled and long-term linaclotide study of irritable bowel syndrome with constipation patients in Japan. Neurogastroenterol Motil 30：e13444, 2018
3) Fukudo S, et al：High-dose linaclotide is effective and safe in patients with chronic constipation：A phase Ⅲ randomized, double-blind, placebo-controlled study with a long-term open-label extension study in Japan. Neurogastroenterol Motil 31：e13487, 2019

便秘症治療の流れを押さえる

4 薬物療法の実践

 # 胆汁酸トランスポーター阻害薬の使いかたのコツ

1) 胆汁酸トランスポーター阻害薬とは…

- エロビキシバット水和物（グーフィス®）は器質性疾患を除く慢性便秘症に用いる．
- 腸管内の胆汁酸の代謝を利用した生理的で新しい作用機序の薬剤．
- 大腸で水分を分泌する作用と蠕動運動促進の2つの作用（dual action）で排便を促す．
- 蠕動運動促進作用は刺激性下剤よりすみやかで顕著．
- アントラキノン系誘導体と異なり，長期連用でも薬剤耐性を生じない．
- 大腸蠕動運動能が低下した患者，高齢者にも適した薬剤である．
- ほかの作用機序の薬剤と併用可能．
- 小型の錠剤で服用しやすく，患者の状態に合わせた用量調節が可能である．
- 血管内への吸収はわずかで，安全性の高い薬剤である．

薬理作用機序

- 胆汁酸は回腸末端で95％が再吸収されるが，その際に役割を果たす回腸末端上皮細胞に発現する胆汁酸トランスポーターを阻害することにより，大腸内に流入する胆汁酸の量を多くする．胆汁酸は大腸管腔内で水分，電解質分泌を促し便の軟化をもたらし，さらに大腸蠕動運動が惹起され便通を改善する（図20）．
- 体外への胆汁酸排泄の増加に伴い，LDLコレステロールから胆汁酸への合成が高まるため，その結果，LDLコレステロールが低下する（LDLコレステロール低下作用を併せもつ）．

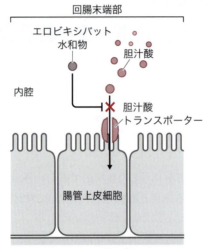

図20 エロビキシバット水和物の薬理作用機序
エロビキシバット水和物が胆汁酸トランスポーターの胆汁酸の再吸収を阻害することにより，大腸内に流入する胆汁酸の量が増加する．
[EAファーマ株式会社ホームページ製品情報をもとに著者作成]

副作用

- 腹痛（19％），下痢（15.7％）
➡ 軽症便秘症の患者が服用したときに起きやすい．
- 悪心，腹部不快感（1〜5％）．
- 肝機能検査異常（1〜5％）．

使いかたのキホン

◎オススメ	中等度以上の便秘症，特に大腸蠕動運動能の衰えた便秘症．
◎オススメ	酸化マグネシウムとの併用は，同じ水分分泌の作用でなく大腸蠕動運動促進作用を期待してエロビキシバット水和物が適している．
×要注意！	効果発現が早く，腹痛，下痢を生じる可能性がある．

- 基本は10 mgの食前投与だが，飲むタイミング（朝・昼・夕，食前または食後）の工夫で調節が可能となる．胆汁酸分泌が多い朝・昼服用のほうが

夜服用より効果が高い．
  ・便の先端が硬い場合，朝，便が出ない場合は 5 mg を夕食後に服用．
  ・隔日排便の場合は 5 mg を食前に服用．
  ・3 日に 1 度の排便では 10 mg を食後に服用．
  ・週に 2 回程度の排便では 10 mg を食前，週に 1 回以下の排便では 15 mg を食前に服用．
- 東洋人におけるブリストル便形状スケールのタイプ 1 の便では，結腸通過時間が長いため 10〜15 mg を初回から服用[1]．
- 酸化マグネシウム，硫酸マグネシウム水和物，モビコール®などの浸透圧性下剤，アミティーザ®，リンゼス®などの上皮機能変容薬で排便が得られない場合，これらに追加して 10〜15 mg 用いると効果的．
- 大腸蠕動運動能が衰えた場合，センナ，ダイオウ，アロエなどアントラキノン系誘導体の連用により大腸平滑筋弛緩をきたした場合にも効果を発揮する．
- 本剤の蠕動運動促進作用は軟便化作用を上回る．10 mg では早ければ 2〜3 時間で複数回排便がある．
- 効果発現時間の早さで便秘症の重症度，大腸平滑筋の弛緩の程度が推測できる．
- 使い慣れると服用後効果発現までの時間が一定化され排便時刻が予想できる．
- 15 mg 服用で効果不十分の場合，ピコスルファートナトリウム水和物（ラキソベロン®）を追加投与．
- 糖尿病患者ではニューロパチーで蠕動運動能が低下するため，服用が勧められる．
- 腎機能に影響をおよぼさないため腎不全患者にも用いられる．

🔖 **失敗しないための処方のコツ**

> 早いと 2〜3 時間で腹痛を感じ，排便が複数回あり最終的に水様便となる可能性があるが，それは大腸蠕動運動能が良好である good sign（排便の知らせ）と事前に伝えておく．効果がなければ，翌日に増量する．

- 大腸の蠕動運動促進効果を腹痛と感じる場合があることを伝えておく．

- 腹痛，下痢発現，効果発現が早すぎる場合は，減量と食後の服用により作用が緩和されることを患者に伝えておく．
- 胆道閉塞や胆汁酸分泌が低下している患者では効果が減弱する．
- アルミニウム含有制酸薬，コレスチラミンとの併用で効果減弱の可能性がある．
- ミダゾラム（ドルミカム®）との併用でエロビキシバット水和物の血中濃度が低下し作用が減弱する恐れがある．
- ジゴキシン，ダビガトランエテキシラートメタンスルホン酸塩（プラザキサ®）との併用でエロビキシバット水和物の血中濃度が上昇し作用が増強する恐れがある．

文献

1) Jaruvongvanich V, et al：Prediction of Delayed Colonic Transit Using Bristol Stool Form and Stool Frequency in Eastern Constipated patients：A difference From the West. J Neurogastroenterol Motil 23：561-568, 2017

便秘症治療の流れを押さえる

4 薬物療法の実践

 刺激性下剤の使いかたのコツ

1）刺激性下剤とは……
① アントラキノン系誘導体：センナやアロエ，ダイオウ，カスカラなど．
② ジフェノール誘導体：ピコスルファートナトリウム水和物，ビサコジルなど．
➡ 慢性便秘症に対しての有効性が科学的に示されているのは②．
➡ わが国では①，海外では②が多く用いられる（特にビサコジル）．
➡ 米国では2002年11月にアロエ，カスカラを含むOTC医薬品は局外品となり，刺激性下剤として認められなくなった．

🔹 薬理作用機序

a）センノシド

センノシド → （腸内細菌） → レインアンスロン

➡ 腸内細菌による代謝物であるレインアンスロンがアウエルバッハ神経叢を強力に刺激して腸管運動を促進させる．

b）ピコスルファートナトリウム水和物

ピコスルファートナトリウム水和物・H₂O → （腸内細菌） → 活性型ジフェノール体

➡ 腸内細菌による分解物である活性型ジフェノール体が蠕動運動亢進作用と腸管での水分吸収阻害作用を示すことによって排便を促進させる．

副作用

a) センノシド
- 腹痛(11％)，悪心，嘔吐，腹鳴，下痢，肝機能障害など．

b) ピコスルファートナトリウム水和物
- 腹痛，悪心，嘔吐，腹鳴，腹部膨満感，下痢，肝機能障害など(0.1〜5％)．

使いかたのキホン

> ◎オススメ 普段の便秘薬で排便しない場合に"救済的"に使用．
> ×要注意！ 毎日は使わない！下痢・腹痛があり満足度は低い．
> ×要注意！ 妊婦または妊娠している可能性のある人は原則禁忌(センノシド)．

- あくまで頓用として用いる．刺激性下剤を常用(連用)すると，薬剤耐性(便秘症の悪化がないのに薬剤が効きにくくなる)および精神的依存性が生じ，内服量の増加を余儀なくされる．
→ これにより結腸の自立蠕動運動能が低下し，難治性便秘となる．さらなる内服量の増加から悪循環に陥ってしまい下剤乱用症候群や結腸無力症(colonic inertia)に陥ることもある(図21)．
→ 「慢性便秘症診療ガイドライン 2017」でも必要時の頓用，もしくは短期間の使用を推奨(エビデンスレベル B)[1]．

失敗しないための処方のコツ

> 刺激性下剤は頓用または短期の使用に限る．

- 質の高い排便コントロールとは，「便形状を普通便(ブリストル便形状ス

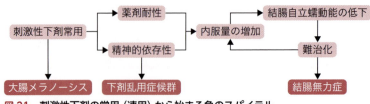

図21 刺激性下剤の常用(連用)から始まる負のスパイラル

ケールのタイプ4)にすること」である．しかし刺激性下剤では便形状の調整は困難である．便形状は緩下剤でコントロールする．
- 出張や旅行で一時的に便秘症になった場合などがよい適応である．一時的に排便がスキップして苦しくなった場合のレスキューで用いる．

文献
1) 日本消化器病学会関連研究会　慢性便秘の診断・治療研究会（編）：慢性便秘症診療ガイドライン2017，南江堂，2017

治療に役立つ各種ツール

1 ブリストル便形状スケール (Bristol Stool Form Scale, BSFS)（図22）

- 硬便～水様便までわかりやすく7タイプに分類され，客観的な評価が可能[1]．
- 数字が小さいほど水分含有量が少なく（硬く），数字が大きいほど水分含有量が多く（柔らかく）なる．
- 結腸通過時間が長いほど数字は小さくなり（硬くなり），結腸通過時間と

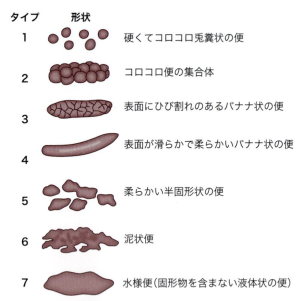

図22 ブリストル便形状スケール

[Luke JD O'Donnell, et al：Detection of pseudodiarrhoea by simple clinical assessment of intestinal transit rate. Br Med J 300：439-440, 1990
Longstreth GF, et al：Functional bowel disorder. Gastroenterology 130：1480-1491, 2006]

相関するとされている．
- 便形状（硬さ）の評価の世界的な基準であり，さまざまな臨床試験に利用されている．
- 欧米ではタイプ3～5が健常の糞便であるが，わが国を含むアジア圏ではタイプ4のみを健常の糞便と捉えることが多い[2]．
- 治療前後での比較など，日常臨床でも汎用性が高い．

2 日本語版 Patient Assessment of Constipation Quality of Life Questionnaire (JPAC-QOL) (表20)

- 2005年，Marquis らによって便秘症に特異的なQOL評価尺度である Patient Assessment of Constipation Quality of Life Questionnaire (PAC-QOL) が提唱された．
- 2014年，わが国でも日本語版が作成され，妥当性・信頼性が科学的に証明された[3]．
- 便秘症に関連した4つのドメイン（身体的不快感，精神的不快感，不安/心配，満足度）と，その下位尺度の全28項目からなる．
- 過去2週間のQOLを評価する質問票で，0（まったくなし/大変満足）～4（常にあり/不満足）の5段階で回答し，その合計点数が低いほどQOLが高い（0～112点）．
- 質問項目が多く，記載にやや時間がかかることが難点である．

3 日本語版便秘評価尺度 (The Japanese Version of the Constipation Assessment Scale, CAS) (表21)

- オピオイドの副作用による便秘症患者のケアのため，看護師によって作成された質問票である[4]．
- 計8項目からなるもので，合計点数が高いほど便秘症状が重い（0～16点）．
- 5点以上で便秘症傾向があると判断される．
- 過去数日を評価するST (short term) 版，過去1週間を評価するMT (middle term) 版，過去1ヵ月を評価するLT (long term) 版の3つがある．
- QOLについての評価項目がない．
- 患者自身の主観的評価が主で，客観的評価としては有用性が低い．

表20 日本語版 Patient Assessment of Constipation Quality of Life Questionnaire (JPAC-QOL)

身体的不快感（4項目）
1. お腹が破裂するかと思うくらいお腹が張った感じ
2. 便秘症のためにお腹が重い感じ
3. 便秘症のために身体が全体的に調子わるかった
4. 便を出したいと思うが，うまく出ない

精神的不快感（8項目）
5. 便秘症のためにほかの人と一緒にいるのが恥ずかしい
6. 外出中にトイレに長時間こもるのが恥ずかしかった
7. 外出中にトイレに頻回に行くのが恥ずかしかった
8. 便が出ないために，少ししか食べない
9. 便秘症のために食事内容を選べないのではないかと心配した
10. 便秘症のために食事内容を注意しなければならなかった
11. 便秘症のために日ごろの予定を変更しなければならないのではないかと心配した
12. 便秘症のために食欲が減少した

不安/心配（11項目）
13. 便を出せないことにますます悩まされるようになった
14. 便秘症という状態のためにストレスを感じた
15. 便を出せないということが心配だった
16. いつ便を出せるのかわからないことが心配だった
17. 便秘症という状態が気になって仕方がなかった
18. 便秘症という状態のために動転し，混乱し，うろたえた
19. 現在の便秘症の状態が将来わるくなるのではないかと心配した
20. 便秘症のために自信がなくなった
21. 便秘症のために自分の身体がきちんと働いていないのではないかと感じた
22. 便秘症のためにいらいらした
23. 便秘症のために自分をコントロールできていない感じがした

満足度（5項目）
24. 排便回数に関して満足した
25. 規則正しく排便があることに満足した
26. 口から食べたものが肛門から出てくるまでの時間に満足した
27. 便秘症に対して現在受けている治療に満足した
28. 自分が望むよりも排便回数が少なかった

[Nomura H, et al：Validity and reliability of the Japanese version of the Patient Assessment of Constipation Quality of Life questionnaire. J Gastroenterol 49：667-673, 2014 をもとに著者作成]

 便秘スコアリングシステム（Constipation Scoring System, CSS）（表22）

- 計8項目からなる質問票で，合計30点満点で評価する[5]．
- 点数が高いほど便秘症状がわるい．

表21 日本語版便秘評価尺度（CAS）

		0点	1点	2点
1	お腹が張った感じ（膨れた感じ）	ない	ときどきある	いつもある
2	排ガス量	普通または多い	ときどき少ない	いつも少ない
3	便の回数	普通または多い	少ない	とても少ない
4	直腸に便が充満している感じ	全然ない	ときどきある	いつもある
5	排便時の肛門の痛み	全然ない	ときどきある	いつもある
6	便の量	普通または多い	ときどき出にくい	とても少ない
7	便の排泄状態	楽に出る	ときどき出にくい	いつも出にくい
8	にじみ出る水様便	ない	ときどきある	いつもある

［深井喜代子ほか：日本語版便秘評価尺度の検討．看護研究 28：201-208, 1995 をもとに著者作成］

表22 便秘スコアリングシステム（CSS）

	0	1	2	3	4
排便回数	3回以上/週	2回以上/週	1回以上/週	1回未満/週	1回以上/月
排便困難感（痛みを伴う排便努力感）	まったくなし	まれに	ときどき	たいてい	いつも
残便感	まったくなし	まれに	ときどき	たいてい	いつも
腹痛	まったくなし	まれに	ときどき	たいてい	いつも
排便に要する時間	5分未満	5〜9分	10〜19分	20〜29分	30分以上
排便時の補助の有無	なし	下剤	摘便または浣腸	—	—
トイレにいっても排便できなかった回数/日	0回	1〜3回	4〜6回	7〜9回	10回以上
排便障害の病悩期間	0年	1〜5年	6〜10年	11〜20年	21年以上

［Agachan F, et al：A constipation scoring system to simplify evaluation and management of constipated patients. Dis Colon Rectum 39：681-685, 1996 をもとに著者作成］

- CASよりも各項目が具体的に記載されており，より客観的な重症度評価が可能である．
- しかし，病悩期間も項目に含まれているため，治療前後の効果判定には

表23 改訂版便秘スコアリングシステム (modified CSS, mCSS)

	0	1	2	3	4
排便回数	3回以上/週	2回以上/週	1回以上/週	1回未満/週	1回以上/月
排便困難感（痛みを伴う排便努力感）	まったくなし	まれに	ときどき	たいてい	いつも
残便感	まったくなし	まれに	ときどき	たいてい	いつも
腹痛	まったくなし	まれに	ときどき	たいてい	いつも
排便に要する時間	5分未満	5〜9分	10〜19分	20〜29分	30分以上
排便時の補助の有無	なし	下剤	摘便または浣腸	—	—
トイレにいっても排便できなかった回数/日	0回	1〜3回	4〜6回	7〜9回	10回以上

使用しにくい．
- CSSから病悩期間を除き，治療効果判定時にも使うことができるように改訂されたmodified CSS (mCSS，0〜26点) も存在する (**表23**).

📖 文献

1) 日本消化器病学会関連研究会　慢性便秘の診断・治療研究会 (編)：慢性便秘症診療ガイドライン 2017, 南江堂, 2017
2) Gwee KA, et al：Asian consensus on irritable bowel syndrome. J Gastroenterol Hepatol 25：1189-1205, 2010
3) Nomura H, et al：Validity and reliability of the Japanese version of the Patient Assessment of Constipation Quality of Life questionnaire. J Gastroenterol 49：667-673, 2014
4) 深井喜代子ほか：日本語版便秘評価尺度の検討．看護研究 28：201-208, 1995
5) Agachan F, et al：A constipation scoring system to simplify evaluation and management of constipated patients. Dis Colon Rectum 39：681-685, 1996

第3章

便秘症診療の実践
～これができればあなたもエキスパート！～

A 診療現場で気になるギモンにエキスパートが答えます！

診断・検査・患者指導編

1 効率的・効果的に問診を行うにはどうしたらよいですか？

ⓐ 問診の基本ポイント

　問診はだれでも行えるもっとも基本的な診察法であり，臨床診療の出発点ともいえる大切なステップである．診療現場では問診に長時間をかけることは困難であり，スムーズな会話による情報伝達を行いたい．そのためには以下の2点に留意するとよい．

　まず1点目は，患者が答えやすい形式で質問することである．患者の考慮や検討を必要とする質問は，問診をストップさせる大きな原因である．慢性疾患である便秘症では記憶がはっきりしない問診項目もある．「はい」または「いいえ」で，もしくは選択肢をあげて，患者が容易に選べるような質問がよい．

　2点目は，客観的な問診を心がけることである．もともと慢性便秘症の病態は多様であり，患者によっても個体差が大きい．そのため問診を行うときは，患者の愁訴の強さに左右されないように，できるだけ客観的な問診を心がけることが求められる．

ⓑ 便秘症患者へ行う問診のポイント

　慢性便秘症患者への問診から得るべき主な情報は，①重症度，②病態，③便秘症が患者の生活に与える影響の3点である．慢性便秘症を訴える患者に問診すべき項目[1]を**表24**に示す．

　およその発症時期，病悩期間を確認することは大切である．一般的に病悩期間が長いほど便秘症は重症になっていることが多い．適切な治療を受けていなかった可能性や治療に抵抗する難治性便秘症の可能性も疑われる．

　排便頻度から排便障害の程度を考えるが，重度である場合は器質性疾患の有無を早めに調べるべきアラームサインとなる．便形状の評価の世界的基準

表24 慢性便秘症患者への問診

①発症時期	○年○月頃から，○ヵ月前から，およそ○年前から，など	
②排便の頻度	平均して1週間に○回程度，○日間に一度程度，など	
③便の性状	硬さ（ブリストル便形状スケールを用いて），色調，便柱の太さ，など	
④自覚症状	腹部膨満感，腹痛，腹鳴，排便困難感，過度の怒責，肛門つまり感，など	
⑤症状の頻度	ほぼ毎日，○日間に一度程度，不定期に，ほとんどない，など	
⑥既往歴	腹部手術歴，代謝・内分泌疾患，神経変性疾患，精神的疾患，など	
⑦常用薬	向精神薬，オピオイド薬，抗ヒスタミン薬，利尿薬，金属イオン製剤，など	
⑧生活状況	良好な食事を摂っているか，十分な睡眠時間か，ストレスは多いか，など	
⑨QOL	身体的QOLと精神的QOL（問診票を用いて，または問診の総合評価で）	

［尾髙健夫：快便を目指した便秘診断のコツ．臨床医のための慢性便秘マネジメントの必須知識（中島淳 編），p.87-95，医薬ジャーナル社，2015 をもとに著者作成］

であるブリストル便形状スケールのタイプ1と2が硬便，タイプ6と7が軟便と評価される（☞2章C参照）．便形状は排便時の困苦症状に直接関与する．また，便形状は便の大腸通過時間と相関がある[2]ため，便秘の重症度把握に重要であり，その変化は治療評価の指標となる．

自覚症状から病態の予測を行う．便秘症の病態として「排便回数減少型」と「排便困難型」がある．前者の主な症状として腹部膨満感，腹痛，腹鳴などが，後者の主な症状として排便困難感，過度の怒責，肛門つまり感などがある[3]．硬便や残便感は両者に共通する愁訴である．症状の頻度から，便秘症の病態となっている機能障害の重症度を考える．

合併疾患や常用薬の聴取は，慢性便秘症の原因探索に必須である．糖尿病，甲状腺機能低下症，パーキンソン病など高率に便秘をきたす疾患は多い．また，向精神薬，オピオイド薬，抗ヒスタミン薬など副作用として便秘の原因となり得る薬剤の種類や内服量について，丁寧な聴取が求められる．また，刺激性下剤の内服歴・内服状況は，刺激性下剤内服過多による下剤性大腸症候群の鑑別に欠かせない．

便秘症の原因や増悪要素として生活習慣が関与していることも多い．高脂肪食や食物繊維不足は大腸運動を低下させる．睡眠不足や慢性的なストレスは，しばしば便秘症に直結する．

便秘症患者はQOLが低下している[4]ため，QOL評価は診療の要点となる．慢性便秘症の治療目標は，排便の順調化だけではなく，QOLの向上である．

学術的な評価を得たQOL問診票システムが数種類あるが,これらの問診票を用いなくても,上記の各問診内容から患者の身体的および精神的QOLを自分なりに考え評価することが重要である.

最後に,上記の問診が十分に完了したと思ったら,今度は患者の思うがままの話を聴いてみる優しさも,患者との連携を良好にし,それからの診療をスムーズにするポイントになるかもしれない.

📖 文献

1) 尾髙健夫:快便を目指した便秘診断のコツ.臨床医のための慢性便秘マネジメントの必須知識(中島淳 編), p.87-95, 医薬ジャーナル社, 2015
2) Lewis SJ, Heaton KW : Stool form scale as a useful guide to intestinal transit time. Scand J Gastroenterol 32 : 920-924, 1997
3) 尾髙健夫:慢性便秘の定義と分類.日本内科学会雑誌 108 : 10-15, 2019
4) Wald A, et al : The burden of constipation on quality of life : results of a multinational survey. Aliment Pharmacol Ther 26 : 227-236, 2007

診療現場で気になるギモンにエキスパートが答えます！

診断・検査・患者指導編

 排便造影検査，直腸肛門内圧検査などの専門的検査はどんなときに行いますか？

　便秘症の病態を知るには，日常診療では問診が主となり，症状により病態を推察しながら診断し治療するのが通常である．しかし慢性便秘症，中でも難治性便秘では症状に加え専門的検査を行い，病態を把握して治療しなければ改善が得られないのが現状である．専門的検査としては，特に排便造影検査 defecography と直腸肛門内圧検査および直腸感覚検査が有用である．

- 排便造影検査：造影剤で擬似便を作り，直腸内へ注入した後，排便姿勢を取り，安静時，我慢するとき（肛門収縮時）および排便時の直腸肛門の動きを透視下で側面（ときに正面）から観察し，ビデオに記録して評価する検査．
- 直腸肛門内圧検査[1]：直腸と肛門の内圧を測定し，直腸肛門の機能を評価する検査．直腸肛門内に圧測定用のカテーテルを挿入し，安静時，肛門収縮時，怒責時などの直腸肛門内圧，および直腸肛門反射（直腸を刺激すると肛門管静止圧が抑制される反射）の有無を測定する．
- 直腸感覚検査：直腸に特殊なバルーンを挿入留置して空気を徐々に注入し，便意を感じたときおよび我慢できなくなったときの注入量を測定することにより，直腸の感覚，貯留能を調べる検査．

　難治性便秘として対象となる便秘症は排便困難型便秘に多く，器質性便排出障害と機能性便排出障害[2]に分類される．器質性便排出障害には主に直腸瘤や直腸重積，巨大直腸症がある．便が円滑に排出されないか，残便感や肛門部違和感を訴える．機能性便排出障害は排便のメカニズム異常に起因する．すなわち「直腸に便があるのに，円滑に排出できない状態」である．詳細な問診による病歴と症状の評価がもっとも重要であり，症状として，便が肛門のすぐ上にあるのに強くいきんでも出ない，軟便でも出にくい，便がすっきり出ない，排便が途中で止まる，少しずつ何回も排便する，残便感が

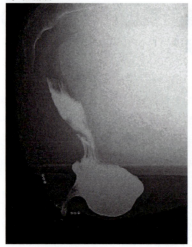
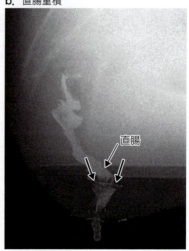

図23 排便造影検査

ある，排便時間が長い，肛門周囲を指で押して排便する，下腹部や肛門・会陰部の不快感があるなどの症状がある．症状の出現時期や便性状の変化，その他，浣腸や坐剤を頻回に使用する，ときどき自己摘便をする，排便時に肛門の周囲をマッサージしたり指で押したりするなども重要な情報である．これらは，骨盤底筋協調運動障害（恥骨直腸筋や外肛門括約筋の奇異性収縮など）や直腸知覚低下が原因となる．

直腸瘤は直腸肛門指診でも診断できるが，排便動作時の直腸内圧上昇後の実際の大きさは排便造影検査でしか測定できず，手術適応の決定にも有用である．直腸重積は直腸肛門指診では診断できず排便造影検査が必須である（図23）．その他，直腸脱，会陰下垂症候群の診断にも大変有用である．また奇異性収縮など機能性便排出障害の様子も正確に評価することができる．現在ではMRIを用いたMRdefecographyもある．

直腸肛門内圧検査は，排便動作時の奇異性収縮による直腸肛門内圧の変化を捉えられる場合がある．すなわち怒責時に，直腸内圧の上昇と肛門内圧の上昇が肛門収縮時同様にみられる（正常では肛門内圧の下降がみられる）．しかし筋電図ほど描出率は高くない．

便意がないとの訴えがあるときは，直腸に便が貯留しても直腸感覚が鈍く

なり感じないのか,あるいは直腸に便が口側から送られてこないために感じないのか,その評価のために直腸感覚検査を行う.またこれは,頻便や,便意が頻回でトイレにいっても便が出ないなど知覚過敏の訴えがあるときにも有用な検査である.これらの検査は専門的知識と手技が必要であり,検査できる施設は限られているのが現状である.

文献

1) 黒水丈次:肛門疾患に対する検査法―直腸肛門内圧検査.臨床雑誌外科 80:1297-1300,2018
2) 黒水丈次ほか:特殊な便秘症 便排出障害〜直腸肛門異常の平易な診方と診断・治療法の進歩〜.Pharma Medica 35:49-52,2017

診療現場で気になるギモンにエキスパートが答えます！

診断・検査・患者指導編

3 生活習慣の改善指導がうまくいきません．コツはありますか？

- 便秘症の病態を説明し，生活習慣の改善が果たす役割を明確にする．
- 食事療法，運動療法とともに生活習慣の改善が果たす効果を具体的に示す．
- 生活習慣の改善が便秘症治療に役立つエビデンスを示す．

　便秘症を訴える患者の多くは，どうすれば便秘症を改善できるか，どのような生活習慣にすれば便秘症状がよくなるかを知っている．健康のためには運動を定期的に行い，健康的な食事を摂り，ストレスを適切に緩和し，睡眠をしっかり取り，家族や友人とよい関係を築く，これらはすべて生活習慣病の改善・予防に結びつく．しかし，ほとんどの患者にとって，「わかってはいるけどできない，続けられない」ことである．患者の認知や行動に働きかけるためには，ヘルス・コミュニケーション，すなわち行動変容を起こさせるような情報提供の仕方が必要となる．便秘症を治し，健康な生活を送るために，どのような情報を提供し，行動変容を起こさせるかは重要な課題といえる．このことは，便秘症に対する生活指導だけでなく，すべての病気に対する健康教育，ヘルスリテラシーの育成につながる．

　それでは具体的に便秘症に関する生活習慣の改善指導のコツを述べていく．まず便秘症治療の全体像を図24に示す[1]．便秘症の治療の基本は，患者と医師の信頼関係を早期に構築することである．これは初診時に構築されるといわれており，初診時に十分に時間をかけ，相手の訴えを聞くことが重要である．次に治療の5本の柱を示す．第一は病態の説明，第二が生活指導，第三が食事療法，第四が薬物療法，第五が心理療法である．病態の説明は，患者がわかりやすい言葉で十分に時間をかけて行う．現在の状態を説明し，発症の原因を認知させる．病態を説明し，なぜ症状が発現しているかを気付かせることは認知療法となる．また，簡単な行動をきっかけに症状の改善を図る行動療法として，ウォーキングなど歩行療法を勧める．筆者は，毎

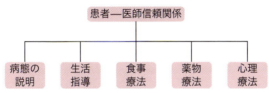

図24　便秘症治療の全体像
[鳥居明：医学のあゆみ 46：14-24, 2000 をもとに著者作成]

日約10分間以上，自分の健康のために歩く時間を作るように勧めている．

　病因としてストレスは大きな因子となる．身体的，精神的ストレッサーが加わると，素因，性格により，腸管の機能異常が生じる．身体的ストレッサーとしては，過労，睡眠不足，不規則な生活，運動不足，嗜好品，薬物，寒冷刺激などがあげられる．冬場に便秘症状が重症化するのは，寒さがストレスとなり，交感神経を刺激し，腸管の運動が抑制されるためと考えられている．精神的ストレッサーとしては，家族間の問題，仕事上の問題，学業上の問題などがあげられる．100点を目指す完璧主義は大きなストレスとなるため，患者には75点を合格点として満足するよう，いわゆる「75点主義」を勧める．「75点主義」と「歩行療法」を勧めることは，簡易な認知行動療法になる．

　便秘症に対する食事療法としては，規則正しい食事時間，食物繊維摂取量の確保，十分な水分摂取，極端な脂肪の摂取制限の禁止を勧める．特に朝食の摂取は，胃結腸反射を起こし，結腸の運動を促進し，排便反射につながる．食物繊維を多く含む食品は和食の食材に多い．また簡便に摂取できるグラノーラは食物繊維を多く含み，カロリーが低いのが特徴である．食物繊維の摂取量が多く，1週間の身体活動量が多いと便秘症の頻度が低くなるという報告がある（**図25**）[2]．

　一方，水分摂取も便秘症の予防・改善にきわめて重要である．特に冬場は水分の摂取量が不足し，また寒冷刺激が交感神経を刺激するため腸管の動きが抑制され，便秘症に陥りやすい．また，ダイエットのための極端な脂肪の摂取制限も便秘症の原因となる．適度な脂肪摂取は腸管運動を刺激し，便秘症の改善につながる．

　便秘症における生活習慣の改善指導においては，わかりやすい言葉で具体的な方策を示すことが重要といえる．

第3章 便秘症診療の実践〜これができればあなたもエキスパート！〜

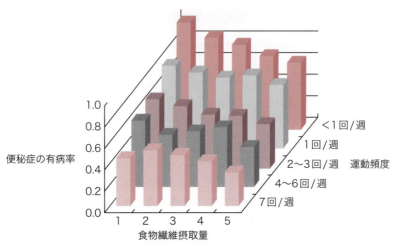

図25 便秘症に対する食物繊維摂取量と運動の影響
[Dukas L, et al：Association between physical activity, fiber intake, and other lifestyle variables and constipation in a study of women. Am J Gastroenterol 98：1790-1796, 2003 をもとに著者作成]

文献

1) 鳥居明：医学のあゆみ 46：14-24, 2000
2) Dukas L, et al：Am J Gastroenterol 98：1790-1796, 2003

コラム

便秘症の薬は一生続ける？　やめられる？

　「便秘症の薬はいつまで飲み続ければよいのですか？」とはよく聞かれる質問である．"いつでもやめられる"ともいえるが，長期に飲み続けることが多いのも事実である．疫学調査では便秘症は加齢とともに増加する．特に75歳を過ぎるころからは男女ともに著しい増加を認める．これは腸管の働きが弱り，腸管の輸送能が低下するためと考えられる．また腹筋の力が衰えるため，排出する力も低下しているといえる．したがって，加齢に伴い便秘症状は一般的には増悪すると考えられている．しかし，生活習慣を改善することにより便秘症の薬も漸減することができる．食物繊維と水分を十分に摂り，脂肪も適度に摂る．毎日，ウォーキングなど適度な運動をして，リラックスする．これにより症状の改善が得られれば薬は中止することができる．

　便秘症の薬はいつやめられるか，それは薬が余ってきたときであり，"薬が余ってきたらやめどき"といえる．しかし，実際のところは，便秘症の薬は，減量はできるが，中止は困難なことが多い．便秘症の薬は，薬の選択とさじ加減が重要であり，患者個人に応じた適切な薬の選択と適切な用量の調節が大切である．刺激性下剤は習慣性や依存性があるため留意が必要だが，上手に取り入れつつ，生活習慣の改善を軸に置き，薬の中止を目指していきたい．

A 診療現場で気になるギモンに エキスパートが答えます！

治療編

1 薬物療法の治療効果は何日目に判断すればよいですか？ 薬剤の切り替えや投与量増減の目安を教えてください

　便秘症患者の治療効果への期待を失望に終わらせないためには，早く，高い効果をあげることが求められる．このため，処方薬剤の効果がなかったときには時機を逸せずに増量ないし他剤へ切り替えることで患者満足度を上げるようにする．

　薬剤が奏効する場合，多くは処方から数日以内に効果が現れる．すなわち，数日で効果がみられないときには，増量，切り替えの対処を行いたい．しかし，数日のうちに再び外来診療を行うのは，便秘症診療の専門医ならまだしも，一般的にはむずかしいことが少なくないであろう．そこで，多くの便秘症診療の"達人"は，初回処方後の数日以内に患者に電話で効果を確認している．薬剤服用の翌日または翌々日に確認できればベストであろう．また，患者に「便が出なかったり，困ったときには電話してください」と指導すれば，電話で確認する人数を絞ることもできるだろう．ただし，電話で対応するためには相応の処方計画が必要であることも忘れてはならない．緩下剤は増量できるように，また頓用のために刺激性下剤を処方しておくとよい．

　なおも効果不十分で切り替えを行うには再受診してもらうしかないが，その場合も事前に電話でコミュニケーションをとっておくことで患者の安心感は高く，刺激性下剤の頓用があれば，再受診まで活用してもらうことができる．

a 自発排便がない場合や下痢の場合

　自発排便がない場合の対応の基本は，増量，切り替え，刺激性下剤などの他剤の追加である．

　浸透圧性下剤は3～4日で，新薬（ルビプロストン，リナクロチド，エロビキシバット水和物）は2～3日で見切りを付けて対処したい（図26）．リナクロチドは投与後からの自発排便の累積発現率はおおよそ4日でプラトー

A 診療現場で気になるギモンにエキスパートが答えます！

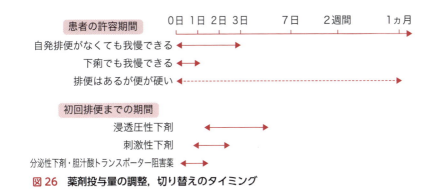

図26 薬剤投与量の調整，切り替えのタイミング

に達するが，患者にとって4日も排便がないのは我慢できないため，最大で初回内服後3日以内に判断する．

また，下痢になると患者のアドヒアランスは大きく損なわれるため，処方時に「下痢になる可能性があること」，「下痢で困ったら1日休薬し，翌日から減量して再開すること」を説明する．なお，減量しても下痢が改善されないときは他剤へ切り替える．

ⓑ 排便はあるが怒責など排便困難症状がある場合

硬便ならば薬剤の増量を図る．増量しても改善しない場合は頓用で刺激性下剤などを追加する．

泥状便もしくは水様便で怒責が強いときは便排出障害（直腸肛門機能異常，☞第4章B参照）が疑われるため専門医へ紹介する．

- 初療の場合，薬剤投与後数日間が勝負期間！
- 排便がない場合，患者が我慢できるのは数日が限度．下痢は1回でも我慢できないことが多い．排便があるが便が硬いなどの排便困難症状は2週間〜1ヵ月は許容範囲．
- 各薬剤の効果発現までの時間を知っておくことが重要．浸透圧性下剤は効果が緩徐で数日かかる．刺激性下剤や新薬（ルビプロストン，リナクロチド，エロビキシバット水和物）は1〜2日．

診療現場で気になるギモンにエキスパートが答えます！

治療編

2 刺激性下剤を長く続けている患者さんにはどのように対応すべきですか？

　刺激性下剤は強力な排便作用から薬剤として使いやすさがある一方，長期連用では薬剤耐性が出現し，腸管蠕動運動が低下して難治性便秘となる可能性が指摘されている．腸管蠕動運動の低下は筋層の障害ではなく結腸壁内の筋層神経叢の障害によるものとされており，長期連用すると腸管拡張や伸張などの形態変化や大腸メラノーシスをきたすことが知られている．

　患者が刺激性下剤を長期連用する原因として，「使用すれば確実な排便が得られる」という意識がある．重度の患者では，毎日の排便をみずからが理想とする排便像に近づけるために乱用に至る．残便感も1つの要因であるが，実際に便が残存しているかは画像検査などの客観的な方法では判断できるが，感覚では評価できない．患者自身の排便への感覚の歪みが拡大し，鈍化することで刺激性下剤のさらなる増量へとつながり，排便習慣を失う負のスパイラルに陥る恐れがある．

ⓐ 問診での注意点

　アロエ，ケツメイシ，センナ，ダイオウを含む健康食品やお茶，市販薬などは簡単に手に入る．しかし患者本人は下剤を含むものを摂取している認識がないため，これらを日常的に摂取していても患者自身から教えてくれることはほとんどない．刺激性下剤を使用していない場合でも同様の成分を摂取している可能性があり，注意を要する．また食事量が相対的に少ないことも排便に影響がある[1]．後述するおき換えの薬剤にも影響があるため，これらを探しあてるためにも十分な問診を行い，医師側から情報収集を行うことが重要である．

ⓑ 診療での注意点

　日常診療において，少量から大量の刺激性下剤を使用している患者におけ

る慢性便秘症と IBS-C（便秘型過敏性腸症候群）との線引きは，"腹痛"を有する場合，困難である．両者の治療は重複する部分が多い[2]ため，排便困難感を効果判定とすると依存を生みやすい．刺激性下剤を中断させるためには，患者の意識として良好な排便状態を維持しつつ，症状改善には時間を要することを理解してもらい，減薬することが必須となる．時間とともに治療の中断率が上昇するため，"満足感"を維持させることが求められる．

c 刺激性下剤の減量に向けて

便秘症治療の基本は，生活指導と浸透圧性下剤であり，刺激性下剤は必要時に併用する[3,4]．したがって，すでに刺激性下剤を内服している患者に対しては，浸透圧性下剤や上皮機能変容薬におき換え，刺激性下剤の減量を行う．また，困難症例に対してはバイオフィードバック療法の有効性が示されている[4]．

筆者は，数ヵ月良好な排便が維持できると排便機能が戻ることをしばしば経験しており，刺激性下剤を他剤（浸透圧性下剤，膨張性下剤，上皮機能変容薬，消化管運動機能改善薬，ダイオウを含まない漢方薬など）におき換え，減量している（図27）．刺激性下剤の減量方法は隔日，2日おき，3日おきと徐々に間隔をあけ，最終的にオンデマンドとし，可能であれば中止する．おき換える薬剤は増量に転ずるが，ブリストル便形状スケールのタイプ4，5を目安に維持しながら継続する．刺激性下剤の使用を控えても排便可能であるという認知を患者本人が実感することが重要である．さらに治療継続維持のため簡易的なフィードバックを実践している．その方法として，感覚的に理解するために排便記録（時間帯，回数，便の硬さ）を付けてもらっている．また，視覚的な理解として腹部X線検査で腸管内容物の状態，位置を確認し，患者自身のお腹のイメージと擦り合わせてもらう．この方法を用い，大部分の患者の症状を改善に導いている．

d 治療目標

比較的若年層には刺激性下剤の中止を，高齢者にはできるだけ減量した状態で維持できるようそれぞれに合わせた柔軟性のある治療を行うことが重要

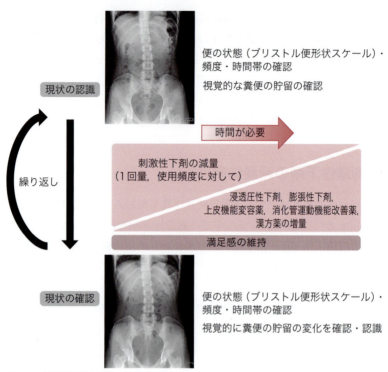

図 27 刺激性下剤減薬への診療の進めかた

である.

また，もっとも基本的なことであるが，"医師側が患者と一緒に考え，現状を確認しながら症状の改善に取り組む姿勢"が患者側の最大の満足感へつながると思われる.

文献

1) Sulaberidze G, et al：Impact of food enriched with dietary fiber on patients with constipation predominant irritable bowel syndrome. Georgian Med News 264：132-135, 2017
2) Wald A：Constipation：Adavances in Diagnosis and Treatment. JAMA 315：185-191, 2016
3) Bharucha AE , et al：American Gastroenterological Asoaociation technical review on constipation. Gastroenterology 144：218-238, 2013
4) 日本消化器病学会関連研究会　慢性便秘の診断・治療研究会（編）：慢性便秘症診療ガイドライン 2017, 南江堂, 2017

診療現場で気になるギモンにエキスパートが答えます！

治療編

 専門医への紹介を考える基準，特に便排出障害の見きわめかたを教えてください

　慢性便秘症は症状によって排便回数減少型と排便困難型に大きく分けられるが，一般に排便困難型は下剤が効きにくいとされる．排便困難型の中でも便排出障害は特に難治性なので，専門的検査と治療が必要となるケースが少なくない．排便困難型に対して生活習慣の改善や食事療法を適切に行ったうえで，複数の下剤を試みても便秘症状が改善しない場合は，便排出障害の可能性があるので専門医への紹介を考慮する．

ⓐ 便排出障害の症状

　便排出障害は直腸内の糞便をスムーズに排出できない状態で，高齢の男女に多いタイプの便秘症である．強くいきまないと便が出ない，出はじめが硬い，硬便はもちろん軟便でも出にくい，1回に出る便量が少ない，便が細い，排便してもスッキリしないため何度もトイレにいく，排便に時間がかかる，手で肛門のまわりを押して排便する，指で便をかきだす，浣腸しないと排便できない，肛門・会陰部の不快感，などの症状が慢性的にあれば便排出障害を疑う．また，直腸内に硬便が充満して糞便塞栓状態になると，肛門痛や出血，便失禁やそれに伴う肛門周囲皮膚炎を併発することもある．

ⓑ 機能性便排出障害

　直腸肛門部の狭窄や直腸脱などの器質的な異常がないにもかかわらず，直腸内の便をスムーズに排出できない疾患である（☞4章B参照）．排便時に弛緩すべき恥骨直腸筋や外肛門括約筋が十分に弛緩しない，または逆に収縮してしまう骨盤底筋協調運動障害と，怒責時に十分な腹圧を加えられない便排出力低下の2つの病態がRome Ⅳに掲載されている[1]．患者は軟便でもスムーズに排便できないので経口下剤の効果は限定的で，むしろ浣腸や坐剤による経直腸治療やバイオフィードバック療法のほうが有効である．また，糞

77

便塞栓症を合併すると自力排出は困難で浣腸液も注入できないので摘便を行う必要がある．

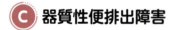 器質性便排出障害

十分量の便が出た後でもスッキリしない，肛門部が痛い・重苦しい，肛門に何か挟まったような違和感がある，排便後に下着が汚れているなどの症状がある場合は，以下に示す直腸肛門部の器質性疾患や解剖学的異常による便排出障害を疑う．

1）直腸瘤（直腸腟壁弛緩症，rectocele）

直腸腟中隔が脆弱化して排便時に直腸前壁が腟側に膨隆するために，排便困難感や残便感を呈する状態である（図28b）．原因として経腟分娩，加齢，子宮摘出，慢性的な怒責排便などがあげられる．直腸瘤自体は健康な女性でも認められることがあり，直腸瘤の大きさと便秘症状の程度は必ずしも相関しない．中年以降の女性で肛門のまわり（特に前方）を押さえながら排便する症状があれば本症を疑う．治療は排便指導や下剤，バイオフィードバック療法などによる保存的治療を行い，無効な場合に外科的治療を検討する．①瘤の大きさが3cm以上，②排便造影検査で疑似便が瘤に残存，③経腟的用指排便介助が有効，の3つが手術適応の基準とされる[2]．

2）直腸重積（rectal intussusception）

不完全直腸脱（internal/incomplete rectal prolapse）とも呼ばれている．直腸内でたるんだ粘膜が怒責時に重積して排出経路を閉塞したり，重積した粘膜を糞便と誤認したりするため患者は強い残便感に悩まされる（図28c）．本症は，罹患期間の長い排便困難型や，便を完全に出し切らないと気が済まない，毎日排便しないと異常であるとの誤った認識から，便意を感じていないのに無理に排便しようとする患者に多くみられる．排便造影検査で診断できるが，無症状の女性でも認められる場合があり，描出された重積粘膜が症状にどの程度関与しているかの判断はむずかしい．強いいきみ動作を繰り返すうちに粘膜脱症候群を合併することもある．完全直腸脱に進展するケースもあるがその割合は低いため，まずは排便指導やバイオフィードバック療法などの保存的治療を行う．これらで改善しない場合や直腸重積の先端が肛門管に達する場合は，直腸固定術などの外科的治療を考慮する[2]．

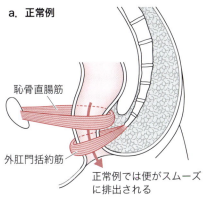
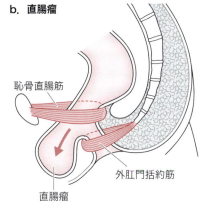
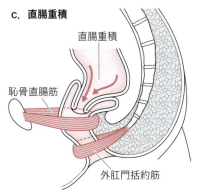

図28　器質性便排出障害

健常者が排便動作をすると，腹圧の上昇とともに恥骨直腸筋や外肛門括約筋が弛緩して便がスムーズに排出される（a）．強くいきみがちな排便困難型の患者では，恥骨直腸筋や外肛門括約筋が弛緩せず，直腸瘤（b）や直腸重積（c）を合併しやすい．これらはその解剖学的異常によって排便困難症状を呈するため，器質性便排出障害に分類される[3]．

3）肛門狭窄（anal stricture, anal stenosis）

　原因としては痔核手術の後遺症や慢性裂肛によるものが多い．患者は排便に伴う肛門痛や出血，便柱狭小化などを訴える．肛門径の正常値は3cm前後なので，患者に便の直径をたずねてみて2cm以下なら本症の可能性がある．直腸指診で示指がスムーズに挿入できれば問題ないが，小指の挿入が困難な（または痛い）場合は肛門狭窄に対する治療（坐剤や軟膏，拡張手術など）が必要である．

d 何科に紹介すればよい？

　各施設で行える範囲の検査と治療を行っても症状が改善しない場合は専門医に紹介する．紹介先としては，排便の際に肛門痛や出血を伴う場合は痔核や裂肛による便排出障害の可能性が高いので肛門科を勧める．膀胱脱や子宮脱などの骨盤臓器脱を合併している場合は泌尿器科や婦人科のある施設を，精神的な問題が強く関与していると考えられるケースでは心療内科や精神科を紹介する．その他の場合は，日本大腸肛門病学会や大腸肛門機能障害研究会の専門医もしくは認定施設に紹介するとよい．

文献

1) Rao SS, et al：Functional anorectal disorders. Gastroenterology 150：1430-1442, 2016
2) 安部達也：外科医からみた便秘治療．Web 医事新報 4746：26-30, 2015
3) 日本消化器病学会関連研究会　慢性便秘の診断・治療研究会（編）：慢性便秘症診療ガイドライン 2017, 南江堂, 2017

診療現場で気になるギモンにエキスパートが答えます！

治療編

 漢方薬は使えますか？どう使ったらよいですか？

a 漢方薬の使いかたの基本

- 便秘薬の強さは含まれるダイオウ（大黄）の量による．
- カンゾウ（甘草）が含まれるときは長期連用による電解質異常に注意．
- 便秘症周辺症状（腹痛，腹部膨満感）への効能があるものがある．
- まずは代表的な漢方薬を数種類使いこなそう．
- 漢方でも治療のゴールは同じ．投与量の増減でブリストル便形状スケールタイプ4の普通便にすること．

「漢方薬は種類が多くてちょっと……」という医師が意外に多いが，実は結構多くの患者が「漢方薬をください」といってくる．筆者は以下の7種類の漢方薬を主に使用しており，まずはこの7つから処方経験を積んでいただくのはどうだろうか．

①漢方薬の便秘薬としての強さは"含まれるダイオウの量"に依存する．また，②高齢者などではカンゾウが入っていると連用による電解質異常に留意する必要がある．この2つのポイントを一覧にしたものが図29である．

	ダイオウ（大黄）	カンゾウ（甘草）	
① 大黄甘草湯	4g	有	強い
② 麻子仁丸	4g	無	↑
③ 潤腸湯	2g	有	↕
④ 桂枝加芍薬大黄湯	2g	有	↓
⑤ 防風通聖散	1.5g	有	
⑥ 大建中湯	0g	無	
⑦ 桂枝加芍薬湯	0g	有	弱い

さまざまな訴えを有する便秘症患者に漢方をうまく使いこなせれば患者満足度は高くなる！

図29 便秘症治療で使われる代表的漢方薬

たとえば，筆者は高齢患者ではカンゾウの入っていない麻子仁丸を好んで使用する．

　漢方薬の使いかたも基本は同じで，投与量の調節をしてブリストル便形状スケールのタイプ4を目指すことである．具体的には，下痢になったら減量する，効果がなければ増量ないしより強力な薬剤に切り替える．また，漢方薬のもう1つの使いかたとして，既存の緩下剤による便秘症治療で不十分な場合に漢方薬をアドオンする方法もある．

ⓑ 7種類の漢方薬および便秘症以外の症状に用いる漢方薬

便秘症治療に使用する7種類の漢方薬を以下と**表25**に示す．

- 大黄甘草湯：便秘症治療薬の代表格で二重盲検比較試験実施済み．効果は強力かつスマート．
- 麻子仁丸：効果は強い．潤滑作用があり，兎糞状の便の正常化に効果あり．排便困難感が強い患者や高齢者向け．
- 潤腸湯：高齢者向けで特に兎糞状の便に用いる．作用がマイルドで患者満足度が高い．新薬のルビプロストンの分子機序と同じClC2-クロライドチャネルの活性化作用を有する．
- 桂枝加芍薬大黄湯・桂枝加芍薬湯：シャクヤク（芍薬）を含み，腹部膨満感，腹痛を訴える場合に併用する"隠し玉"．通常の便秘薬にない周辺症状に対する効能あり．桂枝加芍薬湯はダイオウを含まず，便秘症治療で腹部症状のみ取れない場合に用いる．
- 防風通聖散：ダイオウの量が少なくともマイルド．効果発現に時間がかかるが，きわめて自然な排便，快便を得ることが可能．やや太り気味の患者に著効することを経験している．
- 大建中湯：ダイオウを含まず便秘薬としての効果はないが，下腹部痛や腹部膨満感のある場合に著効する．ほかの便秘薬と併用することが多い．腹部術後患者などの腸閉塞の予防に有効．

診療現場で気になるギモンにエキスパートが答えます！

表25 医療用漢方製剤のうち便秘症とその周辺症状に用いる漢方薬（株式会社ツムラ）

a. 便秘症を主症状とする場合

No.	製品名	1日量	ダイオウ（大黄）	カンゾウ（甘草）	処方解説
84	大黄甘草湯	7.5	4.0	2.0	体質・体格を問わず，広く使用できる．
126	麻子仁丸	7.5	4.0	—	高齢者・虚弱者の便秘症に用いるとされるが，それにこだわらず，大黄甘草湯で十分改善の得られない患者に用いる．
74	調胃承気湯	7.5	2.0	1.0	大黄甘草湯半量程度で排便はあるが，なお残便感，腹部膨満感などがあるときに用いる．
51	潤腸湯	7.5	2.0	1.5	高齢者・虚弱者の便秘症，特に兎糞便を対象とする．ダイオウが少ない点からも緩徐な作用を示す．
134	桂枝加芍薬大黄湯	7.5	2.0	2.0	過敏性腸症候群の傾向があり，少量のダイオウでも腹痛・下痢を起こす場合に用いる．

b. 便秘症以外の症状を目標とする場合

No.	製品名	1日量	ダイオウ（大黄）	カンゾウ（甘草）	処方解説
133	大承気湯	7.5	2.0	—	体格中等度以上，便秘症，腹部膨満感，神経症，高血圧傾向など．
62	防風通聖散	7.5	1.5	2.0	体格中等度以上，肥満（太鼓腹），高血圧傾向など．
105	通導散	7.5	3.0	2.0	体格頑健，更年期障害，月経異常など．
61	桃核承気湯	7.5	3.0	1.5	体格中等度以上，更年期障害，月経異常，のぼせなど．
113	三黄瀉心湯	7.5	3.0	—	体格中等度以上，顔面紅潮，のぼせ，不眠，更年期障害など．
33	大黄牡丹皮湯	7.5	2.0	—	体格中等度以上，月経異常，痔疾など．

［稲木一元：漢方医学 28：30-33, 2004 をもとに著者作成］

診療現場で気になるギモンにエキスパートが答えます！

治療編

 プロバイオティクスは使えますか？
どう使ったらよいですか？

　プロバイオティクスは，英国の微生物学者 Fuller により 1989 年に提唱された有益菌であり，「十分量を投与すれば，腸内細菌のバランスを改善することにより，宿主の健康に利益を与える生きた微生物」と定義されている[1]．乳酸菌やビフィズス菌などが含まれる．
　プロバイオティクスの作用にはさまざまなものがあるが，消化管運動に関しては以下のことが知られている[2]．
- 腸管蠕動の亢進：乳酸や酪酸などの短鎖脂肪酸を産生し，腸管内の pH を低下させることで，腸管蠕動を亢進させる．
- 抗炎症作用・免疫調節作用：腸管運動不全を改善させる．
- 腸内細菌叢の改善：悪玉菌を減らし，善玉菌を増やすことで，腸内細菌叢が整い，腸管通過時間が短縮する．

a 慢性便秘症に対するプロバイオティクスの有用性

　慢性便秘症患者の腸内細菌叢は，健常人と比較して，ビフィズス菌や乳酸菌が有意に低下していることが報告されており[3]，これまでの複数のランダム化比較試験では，プロバイオティクスは慢性便秘症患者の排便回数や便形状を改善させることが報告されている[4]．「慢性便秘症診療ガイドライン 2017」では，「慢性便秘症患者においてプロバイオティクスは排便回数の増加に有効であり，治療法として用いることを提案する」とされており，推奨の強さは 2，エビデンスレベルは中程度の質を示す B とされている[5]．適切なプロバイオティクスの種類や投与期間などについては，さらなるエビデンスの集積が必要である．

ⓑ プロバイオティクスの処方

〈処方例〉
ビフィズス菌（ラックビー®錠，ビオフェルミン®錠剤）：3〜6錠/日，毎食後
酪酸菌（ミヤBM®）：3〜6錠/日，毎食後

　プロバイオティクスは副作用がなく，ほかの薬剤との併用にも影響を与えないため，併存疾患が多い患者や高齢者に対しても長期的に安心して使用できる薬剤である．速効性は低いが，便秘症治療のどの段階でも選択することが可能であり，特にほかの便秘症治療薬により腹痛や下痢をきたしてしまう症例などにおいて，非常に有用な選択肢であると考えられる．

文献

1) Fuller R：Probiotics in man and animals. J Appl Bacteriol 66：365-378, 1989
2) 水城啓ほか：慢性便秘症の診療の進歩―生活指導，食事指導，プロバイオティクスは本当に有効か？. 日本内科学会雑誌 108：22-28, 2019
3) Khalif IL, et al：Alternations in the colonic flora and intestinal permeability and evidence of immune activation in chronic constipation. Dig Liver Dis 37：838-849, 2005
4) Chmielewska A, et al：Systematic review of randomized controlled trials：probiotics for functional constipation. World J Gastroenterol 16：69-75, 2010
5) 日本消化器病学会関連研究会　慢性便秘の診断・治療研究会（編）：慢性便秘症診療ガイドライン2017，南江堂，2017

診療現場で気になるギモンにエキスパートが答えます！

治療編

 **外科的治療が必要なケースは？
どのような手術をするのですか？**

　高齢者の大腸穿孔の原因の1つが宿便であることは，昔からいわれてきたことである．大腸穿孔性腹膜炎は敗血症に移行しやすく，死亡率が高い疾患であることも周知の事実である．しかしこれまで，高齢者の宿便対策を十分に行ってきたとはいいがたい．最近，慢性便秘症に対する治療薬がいくつか発売されその効果が期待されているが，薬物療法抵抗性の症例は少なくなく，そのような症例が外科に紹介される．

ⓐ 手術適応

　結腸運動機能不全の状況にあって，患者本人が手術を希望した場合が手術適応である．結腸運動機能不全とは，「結腸が不可逆的に拡張し，腸内容の移送が著しく低下した病態」である．またシネ MRI などで小腸の運動機能に問題がないことを確認することは重要である．

ⓑ 結腸運動機能不全の診断

　胸部単純 X 線検査で右横隔膜下に結腸のガス像がみられる，いわゆる Chilaiditi 症候群を呈している場合が多く，腹部 CT 検査では常に拡張した結腸が観察される（図 30）．拡張した腸管が正常化する時期がある場合は，慢性偽性腸閉塞症である．

ⓒ 術式

　結腸全摘術＋回腸直腸吻合術が標準術式である[1]（図 31）．しかし，直腸が拡張し直腸瘤などを形成して排便障害を伴っていた場合には，結腸全摘術＋回腸人工肛門造設術が適切で，この場合肛門からの自然排便はできなくなる．

診療現場で気になるギモンにエキスパートが答えます！

a. 胸部単純X線検査
（矢印は右横隔膜下の結腸ガス像）

b. 腹部CT検査

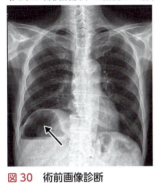
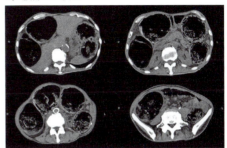

図30 術前画像診断

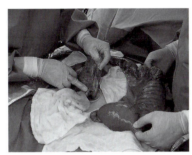

図31 術中操作
全結腸の体外への誘導．

文献

1) 河原秀次郎：難治性便秘の外科的治療．medicina 53：1400-1403, 2016

診療現場で気になるギモンにエキスパートが答えます！

治療編

 緩和医療や疼痛治療中の患者さんに便秘症治療薬を使うとき，気を付けることはありますか？

　緩和医療は癌診断前から死後の遺族ケアまで，そして非癌疾患も対象となるが，ここでは終末期癌患者とオピオイド鎮痛薬を投与中の患者（後者は癌・非癌にかかわらない）に対する便秘症治療について述べる．

ⓐ 終末期癌患者の便秘症診療

　終末期癌患者における便秘症の原因には，癌による直接的な要因と二次的な影響がある．前者は腸管の機械的閉塞・狭窄・屈曲，高カルシウム血症，脊髄や内臓神経の障害など，後者は食事・水分摂取不良，身体的活動量の低下，不十分な排便姿勢，排便したいタイミングでできない，筋力低下・疼痛・呼吸苦による不十分な怒責などが起因する．

　進行癌患者では，経口摂取量の低下などで腸閉塞が見逃されることがある．腸閉塞では禁忌と考えられている便秘症治療薬もあり，疑われるときは画像検査などで必ず除外する．

　また，悪心・下痢が溢流性便秘によることがある．溢流性便秘は宿便による硬便が栓となり，水様便しか周囲を通過できないため一見下痢と思われるが，実態は便秘症である．改善までに一定期間，経肛門処置（摘便，浣腸）を要することが多い．

〈終末期癌患者の便秘症治療で気を付けること〉
- 刺激性下剤による蠕動痛が生じることがある．1日1回眠前から1日2回朝・夕食後，1日3回毎食後など分服に変更することで，蠕動痛を起こさずに排便を改善できることがある．
- 酸化マグネシウムによる高マグネシウム血症に注意する．終末期癌患者では筋肉量が減少しており，血清クレアチニンによる腎機能評価は過大評価となりやすい．

- 大建中湯などの漢方薬が有効なこともある．
- 経肛門処置を必要とする患者も多い．患者の体力の消耗も考慮して行う．
- 温罨法・腹部のマッサージなどのケアも意識して併せて行う．
- 食物繊維は，腸管狭窄がある際は便秘症やイレウスの原因になり得ることに留意する．残された時間が限られている患者には食べたいものを摂取してもらうことも大切にしたい．
- 怒責をかける際に障害となる疼痛，呼吸困難などの症状を十分にコントロールする．また怒責がかけられない際には，便を柔らかめにコントロールする．

b オピオイド誘発性便秘症（OIC）の治療

　オピオイド内服患者の40〜80％に，オピオイド誘発性便秘症（opioid-induced constipation, OIC）を生じる．OICは強オピオイド，弱オピオイドにかかわらず，また癌患者，非癌患者にかかわらず生じ得る．オピオイドの投与量との相関はなく，また嘔気などと異なりオピオイドを内服している限り続く．

　患者は「痛み止めのせい」と思っていないことが多い．医師側から「この痛み止めをはじめた／変えた／増やした頃から便秘症が悪化していませんか？」と質問することが重要である．トラマドール，コデインといった弱オピオイドによるOICも見逃さない．

1）ナルデメジンについて

　2017年，OICの治療薬としてナルデメジントシル酸塩（スインプロイク®）が販売開始となった．脳血液関門を通過しにくい構造のため，腸管に発現するμオピオイド受容体のみ拮抗しOICを改善する．承認容量は0.2 mgのみであり増減は行わない．比較的効果発現が早く，眠前ではなく午前中の内服がよい．効果は排便回数だけでなく，いきみや残便感などもよく改善する印象がある．

　主な副作用は下痢，腹痛である．特に下痢は投与開始後の数日間に生じるが，その後は改善することが多く，下痢の重症度に応じ開始直後の2, 3日

のみ中止することで対応できる．下痢でもう飲みたくないと拒薬する患者もいるため，前もってこの経過，対処について伝えておくことが拒薬を防ぐことにつながる．下痢が続く際にはほかの下剤を減らすことも検討する．

臨床試験は，浸透圧性下剤，刺激性下剤での効果不十分な患者に追加するかたちで行われているが，予防投与やほかの下剤からの切り替えなど，ほかの下剤との間での位置付けは確立していない．

〈OIC 治療としてのオピオイドの調整〉
- 十分な鎮痛が得られていればオピオイドの減量を検討する．
- 非オピオイド鎮痛薬が併用されていない場合，併用することで鎮痛効果を損なわずにオピオイドを減量することが可能なことがある．
- モルヒネまたはオキシコドンから，フェンタニルやタペンタドールへの薬剤変更が有効なことがある．
- 投与経路の，経口から経静脈または皮下への変更が有効なことがある．

2）患者ごとに，OIC と通常の便秘症が混合している割合をイメージする

整形外科疾患でオピオイドを処方された元気な患者の便秘症にはナルデメジントシル酸塩の処方だけでよいかもしれない．しかしオピオイドを処方されているが，癌の進行で運動量も経口摂取量も低下している患者の便秘症では，ほかの薬剤，ケアも必要であろう．患者ごとに OIC とオピオイド以外の要因による便秘症が混合している割合をイメージし，OIC 治療に通常の便秘症治療・ケアを併せて行うことがオピオイド内服中の便秘症治療を成功させる鍵となる．

📖 文献

1) Sykes NP：Constipation and diarrhoea. Oxford Textbook of Palliative Medicine, 5th ed. p.833-850, Oxford University Press, 2015
2) 日本緩和医療学会（編）：専門家をめざす人のための緩和医療学．改訂第 2 版．p.116-123，南江堂，2019
3) 便秘治療・ケアの新時代— PAMORA（末梢性μ受容体拮抗薬），登場！（特集）．緩和ケア 28：245-290，2018

診療現場で気になるギモンにエキスパートが答えます！

治療編

 高齢便秘症患者さんの診療を効率的に行うためのアセスメントのコツと治療の注意点について教えてください

　便秘症は高齢者に多くみられる症状の1つだが，便秘症を自覚する背景は実に多様で，単なる下剤の投薬だけでは患者の満足を得られないことがある．これは高齢者の便秘症に対して正しくアセスメントできていないからであって，なぜそのようなことが起こるか，そうならないためにはどうすればいいか，高齢者で多くみられる便秘症の要因をもとに考察する．

　加齢に伴う骨格筋の変性や内臓の機能低下が高齢者の便秘症の要因と一般的には考えられている[1]が，その変化は必ずしも一様ではない．さらに糖尿病やパーキンソン病，脊柱管狭窄症といった便秘症を招く全身疾患の頻度が，高齢者では高くなる．これらが相まって便秘症の発症要因となり，それぞれを詳細に評価することは，必ずしも容易ではない．

　こうした中，便秘症の訴えに対して，まず下剤を投与することは決して間違いとはいえない．ポイントは，その投薬が適切かどうかを振り返ることである．Lewis[2]らの研究において内服の作用と便形状の相関が示されたことから，ここでは下剤の効果をブリストル便形状スケール（☞2章C参照）に基づいて評価することを推奨する．ブリストル便形状スケールは便形状を7タイプに分類したものだが，この形状と消化管の通過時間が相関するため[3]，通過時間が短縮すれば便は軟化し，通過時間が延長すれば便は硬化すると考えられる．新薬も含めすべての下剤は，便を軟化または通過時間を短縮することから，便が軟化していれば下剤は効果ありと判断する根拠となる．

　これまで日常診療の場で，患者も医療従事者も，下剤の効果を「便が出たか出ないか」で判断してきた．しかしながら，下剤が効き過ぎた場合，便の貯留が減ることによって「下剤を飲んでも出ない」，「出るには出るが，少ししか出ない」といった状況に陥りかねない．特に，食事量の低下や食物繊維摂取不足になりやすい高齢者では，便の貯留不足に伴う排便回数の低下や便の硬化をきたしやすく，下剤の作用による蠕動運動亢進は不要の便意を招き，結果として患者は「下剤が効かない」と訴える．これを鵜呑みにして下

剤を強化すればかえって状況は悪化する．したがって，医療従事者は患者の訴えのまま投薬の増量を検討するのではなく，便の形状をみて投薬効果の判断をすべきである．

では，便が軟化しているにもかかわらず便秘症を訴える場合は，どのような状況が考えられるだろうか．

1つは上記のような下剤の効き過ぎである．これを解消するには下剤を減量しなくてはならないが，投与量を減らすよりも，投与間隔を空けたほうが効果を期待できることが多い．前述のように高齢者は食物繊維不足による便貯留の低下からきたす便秘症の頻度が高いため，ある程度便が溜まったタイミングで下剤を用いたほうが効果を実感しやすい．たとえば3日に1回，週2回といった飲みかたを指示し，ブリストル便形状スケールのタイプ3～5におさまるように投与間隔を調整する．

もう1つは，便排出障害型の便秘症である．高齢者では直腸肛門機能障害による排便障害の頻度が高くなり[4]，この場合，便が出にくいだけでなく，便が漏れやすい状況も伴っている．当然ながら，必要以上の下剤を用いた場合の便失禁にも配慮が必要になってくる．高齢者では骨盤底の脆弱性に伴って発生する直腸重積（☞3章A治療編③参照）が関与していることがあり，排便障害の特徴として，毎日複数回の排便がみられるが，最初は硬い便が出て，後半は軟便，泥状便となり，ときに不用意な便失禁を伴う．便の形がまとまっていないために排便困難感，残便感が強くなるため，対処法としては便をひとかたまりにして，直腸の便を出し切るようにすることが有効である．高齢者の食物繊維摂取を容易にするためには，サンファイバー®，アイソカルサポートファイバー®といった市販薬も選択肢としてあげられる．

文献

1) Hanani M, et al：Age-related changes in the morphology of the myenteric plexus of the human colon. Auton Neurosci 113：71-78, 2004
2) Lewis SJ, et al：Stool form scale as a useful guide to intestinal transit time. Scand J Gastroenterol 32：920-924, 1997
3) Luke JD O'Donnell, et al：Detection of pseudodiarrhoea by simple clinical assessment of intestinal transit rate. Br Med J 300：439-440, 1990
4) Yu SW, Rao SS：Anorectal physiology and pathophysiology in the elderly. Clin Geriatr Med 30：95-106, 2014

> **コラム**

診療科別治療法のコツ

　近年，各診療科をまたいだ治療を行う患者が増加している．そのような患者が便秘症をきたした場合，その原因が，①機能性便秘によるものなのか，②症候性便秘によるものなのか，③薬剤性便秘によるものなのか，を判断する必要がある．

　症候性便秘の場合には，背景にある基礎疾患を治療すると便秘症も改善する可能性が高い．薬剤性便秘の場合にも原因薬剤の中止で便秘症が改善する可能性が高いが，その必要性により中止はしばしば困難であり，実臨床では機能性便秘に準じた加療を行うことが多い．

　ここでは，各診療科領域で便秘症の原因となる代表的疾患を取り上げ，治療のコツを概説する．なお，特にただし書きがない場合，塩類下剤は酸化マグネシウム，浸透圧性下剤はポリエチレングリコール製剤，ラクツロース，分泌性下剤はわが国で現在使用可能なアミティーザ®，リンゼス®，エロビキシバット水和物，刺激性下剤はセンノシド，ピコスルファートナトリウム水和物などを指す．

① 循環器科領域：慢性心不全

- 体液水分量の減少による腸管内の脱水．
- 降圧薬であるカルシウム拮抗薬による平滑筋の運動抑制作用．

> 第一選択：塩類下剤または浸透圧性下剤
> 第二選択：分泌性下剤
> ➡ 便の水分含有量が増加するため，理にかなった治療といえる．

② 腎臓内科領域：慢性腎不全

- 慢性腎不全患者の便秘症の頻度は約6割．
- 水分制限／透析による腸管内水分量の減少が誘因となる．
- 糖尿病による症候性便秘も重畳する．

> 第一選択：マクロゴール4000配合（モビコール®）
> ➡ 症状に応じた用量調節が容易．
> 第二選択：分泌性下剤
> ✕ 酸化マグネシウム
> ➡ 腎不全ステージⅢb（eGFR＜45 mL/分/1.73 m^2）以下では，長期投与により高率に高マグネシウム血症をきたす．

③ 神経内科領域：パーキンソン病

- 末梢性ドーパミンは腸管抑制的に，中枢性ドーパミンは中枢性神経を介して，直腸排便機能を改善する．

> 第一選択：中枢性ドーパミン（レボドパなど）
> 第二選択：塩類下剤または刺激性下剤　頓用
> ➡ 未治療の場合は，まずは症候性便秘をターゲットに．
> - 重症例では偽性腸閉塞をきたすこともあり，早期の介入が重要である．
> - 坐剤も有効である．
> - パーキンソン病診療ガイドライン2018ではルビプロストン（アミティーザ®）が推奨されている．

④ 精神科領域：うつ病

- もっとも頻度の高い精神疾患の1つであり，自律神経の乱れが便秘症を引き起こす．
- 抗うつ薬の多くは抗コリン作用を有し，薬剤性便秘をきたす．

> 第一選択：塩類下剤
> 第二選択：分泌性下剤または浸透圧性下剤
> 第三選択：刺激性下剤　頓用

➡難治性便秘をきたすことが多く,いかに刺激性下剤の使用量を減らせるかが治療のポイントとなる.

⑤ 婦人科領域：妊娠

- 黄体ホルモン（プロゲステロン）による平滑筋の弛緩.
- 妊娠による精神的・肉体的変化（子宮による圧迫，痔核による肛門痛など）.
- 分泌性下剤の安全性は十分には確認されていない.

第一選択：塩類下剤またはポリエチレングリコール製剤
➡適正量であれば妊婦に対する安全性は高い.
➡海外でも妊婦に対する安全性のエビデンスが高い.
第二選択：坐剤または刺激性下剤　頓用
○　炭酸水素ナトリウム・無水リン酸二水素ナトリウム配合（新レシカルボン®）
➡直腸性便秘に有用.
○　ジフェノール誘導体（ピコスルファートナトリウム水和物）
➡妊婦での使用実績がある.
×　アントラキノン系誘導体（センノシド）
➡子宮収縮による早産のリスクがあり原則禁忌.
×　ルビプロストン
➡妊婦に原則禁忌.
- 腸管を温め運動を促進する大建中湯も比較的安全に使用可能.

A 診療現場で気になるギモンに エキスパートが答えます！

応用編

1 腹部マッサージを効果的に用いるには どうしたらよいですか？

　慢性便秘症はスポーツ選手など運動量が十分な集団ではまれで，中等度の身体活動が女性の便秘症の有病率の大幅な減少と関連しており[1]，運動量の低下により便秘症の相対リスクが増え，慢性便秘症対策で運動を取り入れることは重要である．

　慢性便秘症は大腸機能障害と直腸肛門機能障害からなる．大腸機能障害には，大腸通過時間遅延型の特発性便秘と大腸通過時間正常型の便秘型過敏性腸症候群（IBS）がある．直腸肛門機能障害には，直腸知覚低下のいわゆる直腸性便秘と，便意があっても直腸にある便を排出できない骨盤底筋協調運動障害がある．運動量が関係すると思われるのは大腸機能障害による慢性便秘症である．腹痛を伴う慢性便秘症である便秘型IBSの多くは大腸通過時間正常型に分類されるが，これまでわれわれは大腸内視鏡とCTコロノグラフィで腸管運動と腸管形態を評価して報告し，便秘型IBSでは約90％以上に腸管形態異常が存在し[2]，発症の契機として運動量の低下が多かったことを報告している．運動が特に便秘型IBS患者の症状管理のために重要であり[3]，慢性便秘症でも中年の不活発な患者では，定期的な運動が排便パターンと直腸S状結腸または総結腸通過時間の両方を改善する[4]と報告されている．

　とはいえ，特にADLが低下した高齢者に多い慢性便秘症患者では運動を一律に求めることはむずかしい．1日15分，週5回の腹壁マッサージが，便回数や腹痛症候群を軽減するとの報告[5]がある．

　これまで，医療従事者や介護職を含め「のの字マッサージ」といわれる盲腸側からS状結腸方向に腸の形を模してしごくようなマッサージが広く行われていた．しかし，その普及度合いにもかかわらず有効であったとはいいにくいのが現状であった．

　日本人の腸管形態は，献体30体を検討したところ，その多くが下行結腸間膜やS状結腸の回転異常をもち，教科書とはかけはなれた形態をしている．実際に内視鏡検査でも盲腸まで2〜3分の容易な症例は2割程度で，その他の多くは10分弱を要する．そもそも，内視鏡が容易な教科書どおりの

四角い腸管形態の者では便秘症患者がほとんど存在せず，腸管形態が四角くなければ便をしごき出す「のの字マッサージ」は原理的には有効でない．便は肛門側にいくにつれて硬くなるが，S状結腸は下行結腸下端から直腸上部までの距離より長い腸管が屈曲して存在しており，「ところてんを押し出す」ようにはいかない．

　腸管形態異常が原因と思われる便秘型 IBS 患者では，原因不明のイレウスを起こすことがあり，その一例として大腸のねじれに便塊が引っかかっていた症例を報告しているが，腸管形態異常がある者（日本人の約 8 割）では運動不足により腸管のねじれに便塊が引っかかりやすくなり，特に腹痛を伴う便秘症，便秘型 IBS になるようである．

　ねじれに引っかかった便塊は肛門側に押し出しても出るものではなく，大

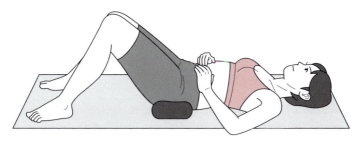

a. 膝を立てて腹筋の緊張をゆるめる（基本姿勢）

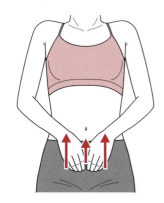

b. S状結腸での便のつかえを取るために恥骨直上から臍までの下腹部を両手で1分間優しくゆらす

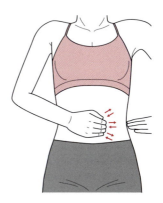

c. 排便で改善する左腹部痛がある患者には左腹部を両手で挟んで1分程度交互に優しくゆらす

図 32　腹部マッサージ手順

腸をゆらしてねじれをゆるめ，大腸の動きで出すしかない．そこで筆者が患者に指導しているのは，便が硬くなる下行結腸以降の後腸領域をゆらすことで，便が大腸のねじれに引っかかるのを防ぐマッサージである（図 32）[6]．マッサージは起床時や就寝前に図 32b, c をそれぞれ 1 分ずつ，指が軽く腹壁に沈むくらいの力で，腹腔内の結腸をゆらすイメージで行う．

文献

1) Dukas L, et al：Association between physical activity, fiber intake, and other lifestyle variables and constipation in a study of women. Am J Gastroenterol 98：1790-1796, 2003
2) Mizukami T, et al：Colonic dysmotility and morphological abnormality frequently detected in Japanese patients with irritable bowel syndrome. Intest Res 15：236-243, 2017
3) Daley AJ, et al：The effects of exercise upon symptoms and quality of life in patients diagnosed with irritable bowel syndrome：a randomised controlled trial. Int J Sports Med 29：778-782, 2008
4) De Schryver AM, et al：Effects of regular physical activity on defecation pattern in middle-aged patients complaining of chronic constipation. Scand J Gastroenterol 40：422-429, 2005
5) Lämås K, et al：Effects of abdominal massage in management of constipation--a randomized controlled trial. Int J Nurs Stud 46：759-767, 2009
6) 水上健：慢性便秘症を治す本，法研，2018

診療現場で気になるギモンにエキスパートが答えます！

応用編

 在宅医療や寝たきりの患者さんの便秘症にはどう対応すればよいですか？

　わが国では高齢化が進み，2025年には65歳以上の高齢者人口が約3,500万人を超えると予想されている[1]．高齢になると病気や障害をもつ割合が高くなり，年間の死亡者数も急増すると考えられている．

　「在宅医療」は，医療機関に通うことができない患家に，医師が出向いて行う医療と定義される．訪問看護，訪問歯科診療，薬剤管理指導，訪問リハビリテーションや訪問栄養指導なども合わせて広義の「在宅医療」と呼ばれる．医療内容は，急性期医療や手術が必要なケースなど病院でしか提供できない医療を除いて，大部分は適切な医療の提供を在宅で受けることができる．

a 寝たきりの患者さんの便通異常

　排便障害の訴えは，高齢者に多くみられる（**図33**）[2]．在宅医療の対象疾病は，主に循環器疾患，認知症，脳血管疾患，骨折，筋骨格系疾患である．これらにより，寝たきりや，要介護状態であることが多い[3]．高齢者は，身体活動度だけでなく，内臓機能も低下している．また，さまざまな疾病を有し，多剤併用となるポリファーマシーも問題となっている．寝たきりの患者は，怒責ができなくなったり，便意を訴えられないこともある．さらに，認知機能の低下が，食習慣や日常生活を整えることをむずかしくし，服薬アドヒアランスも低下させる[4-7]．排便管理を行う際は，患者の基礎疾患や，ADL，iADLを十分に理解したうえで，認知機能や生活背景に合わせた，適切な薬剤選択，排便管理を行うことが求められる．しかし，便秘症対策としての刺激性下剤の投与も依然多く，不適切な下剤投与による身体的・心理的・社会的苦痛に配慮する必要がある．

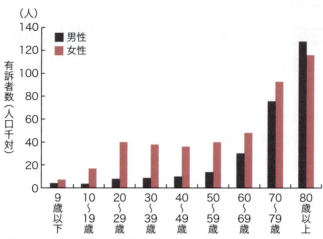

図33 日本人の便秘症有訴者の分布

成人の便秘症の有訴者率（自覚症状がある人の割合）は，厚生労働省「平成25年国民生活基礎調査」によると，男性4.0％，女性5.9％であり，有病率は，成人の約14％にのぼる．50歳以下の若年者では女性比率が高いが，高齢になると男女ともに有病率は増加し，特に，70歳以降になると男性の比率が増え，性差がなくなる方向にある．

[厚生労働省：「平成25年 国民生活基礎調査の概況」より]

ⓑ 排便管理と多職種連携

　寝たきり患者の排便ケアを行うには，多職種連携による排便管理が有用である．連携ツールとしての「排便日誌」は重要な記録であり，ケアカンファレンスにおける分析の根拠となる．排便日誌からは，食事（経管栄養を含む）と排便の相関をみることができ，水分量，食事内容，時間，摂取量，また下剤の種類，量，投与時刻，他疾患の治療・投薬記録などを確認することが可能である．排便日誌には，排便周期，時間，量，形状，失禁の有無が記録される．また，ブリストル便形状スケールを記録することで，介護者の主観的な判断ではなく，客観的に便形状を多職種間で共有できる．高齢者の排便周期は個人差が大きく，食事量や食物繊維摂取量で変化する．排便回数が減少していても，腹部膨満感や腹痛の不快感を伴わず，有形の普通便が定期的に排出されれば，必ずしも薬剤は必要ない場合もある[8-11]．刺激性下剤の長期使用は，耐性・習慣性が問題となるため，連用は避けるべきである[7]．しかしながら，硬便により自然排便が望めない場合には，刺激性下剤の使用

や,直腸肛門部の硬便を湿潤させる目的も含めてグリセリン浣腸®を用いることにより,直腸肛門部の便塊を排出させることも必要である.その後,食物繊維の多い食事に留意し,プレバイオティクスやプロバイオティクスを活用し,浸透性下剤や分泌性下剤を用いることでブリストル便形状スケールをタイプ4へと導くことが重要である.そのためにも排便日誌を活用することで,便秘薬の効果・時間を推測することができ,刺激性下剤の使いどころを考えることができる.下剤使用と排便状況を比較することで,薬剤の投与回数や量を調整できる可能性もある.また,排便日誌には食事と排便の記録のほか,患者ごとに排便ケアの目標を設定し,ケアの実施状況や結果を記載する.そうすることで,職種間同士の情報共有だけでなく,食事,薬剤,あるいは生活の見直しにも役立ち,多職種が協力して排便ケアを進めるための重要なアセスメントツールとなる.しかし,排便日誌を有効活用するためには,患者にかかわる各職種が「顔のみえる関係」を構築しておく必要がある.実効性のある多職種連携は,かかわる多くの人がより良い排泄ケア・医療を提供できるようになるばかりでなく,患者や家族の満足度をも高めることになる.

文献

1) 内閣府:平成27年版高齢社会白書,2015
   https://www8.cao.go.jp/kourei/whitepaper/w-2015/zenbun/27pdf_index.html
2) 厚生労働省:平成25年 国民生活基礎調査の概況,2013
   https://www.mhlw.go.jp/toukei/saikin/hw/k-tyosa/k-tyosa13/index.html
3) 厚生労働省:在宅患者の状況等に関するデータ,2015
   https://www.mhlw.go.jp/file/05-Shingikai-12401000-Hokenkyoku-Soumuka/0000100088.pdf
4) 名尾良憲:便秘:その成り立ちから治療までI,ライフサイエンス,1980
5) Bank S, et al:The aetiology, diagnosis and treatment of constipation and diarrhoea in geriatric patients. S Afr Med J 51:409-414, 1977
6) 名尾良憲:老人の便秘. Geriatric Medicine 11:392-397, 1997
7) 日本老年医学会 日本医療研究開発機構研究費・高齢者の薬物治療の安全性に関する研究研究班(編):高齢者の安全な薬物療法ガイドライン2015,2015
   https://www.jpn-geriat-soc.or.jp/info/topics/pdf/20170808_01.pdf
8) Lewis SJ, et al:Stool form scale as a useful guide to intestinal transit time. Scand J Gastroenterol 32:920-924, 1997
9) Longstreth GF, et al:Functional bowel disorders. Gastroenterology 130:1480-1491, 2006

10) 日本医師会雑誌 137，2009
11) 日本消化器病学会関連研究会　慢性便秘の診断・治療研究会（編）：慢性便秘症診療ガイドライン 2017，南江堂，2017

A 診療現場で気になるギモンにエキスパートが答えます！

応用編

3 管理栄養士がいないとき患者さんから食事について聞かれた際に把握しておくべき最低限の知識を教えてください

　便秘症は生活の質（Quality of Life）に大きく影響する疾患であり，食事も原因の1つと考えられている．医師は管理栄養士と連携して，どのような食品をどのくらい摂取しているのか，患者の食事を評価し，指導についてはどのような方法が適しているのか，どれほどの効果があるのか，知見を広めていくことが望まれる．

　排便に大きな影響を与える栄養素としては，まず食物繊維があげられる．「日本人の食事摂取基準（2015年版）」（厚生労働省）によると，食物繊維摂取目標量は成人男性20 g/日以上，成人女性18 g/日以上である[1]．「国民健康・栄養調査（平成29年）」によると，実際の日本人全体の平均摂取量は14.4 g/日であり，その内訳は不溶性食物繊維が10.5 g/日，水溶性食物繊維が3.4 g/日である[2]．

　不溶性食物繊維は胃や腸で水分を吸って膨らみ，便のかさを増やす．水溶性食物繊維はその粘性から便を柔らかくすることが期待されている．

　不溶性食物繊維が多い食品は，米やパンなどの穀物，ごぼう，かぼちゃなどの野菜，豆類，きのこ類，種実（ナッツ）類である．水溶性食物繊維は，柑橘類やりんごなどの果物，葉物の野菜，海藻類などに多く含まれている．よって，献立で考えると主食と副菜に使われる食品に食物繊維は多く含まれている．

　実際に便秘症を訴える患者の食事を調査すると，大きく2つの傾向がみえてくる．1つ目は朝食の欠食や全体的な食事量が不足している傾向，2つ目は食物繊維摂取量は目標量に達していても，その摂取源が玄米や全粒粉パン，ごぼうや種実（ナッツ）類など，特定の食品に偏っており，不溶性食物繊維の摂り過ぎによって便が硬くなっている場合である．

　欠食や食事量の過少傾向がある患者には，特に朝食の欠食はせずに米を中心にして，可能な限り主食・主菜・副菜を揃えた食事にすることが望まれる．不溶性食物繊維の摂り過ぎにより便が硬くなっている患者には摂取を止めたり減らしたりすることで症状が軽減することもあるので，一旦控えてみ

主食・主菜・副菜・果物・乳類を揃えましょう！

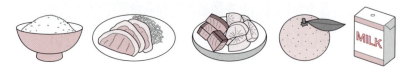

ただし，不溶性食物繊維が多い食品は食べすぎ注意！

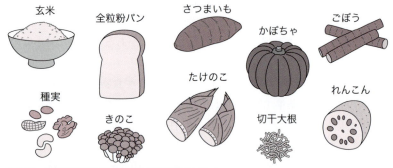

図34 便秘症患者に対する食事指導のポイント

るよう促す[3]．

　理想的な食事として，まずは1日3食とし，うち1食は主食・主菜・副菜・果物・乳類を揃えることを目指す（図34）．
　主食として米を摂取すると，不溶性食物繊維と水溶性食物繊維の特性を併せもつとされる難消化性デンプンが摂取できるので，1日2〜3膳の米摂取を勧める．主菜・副菜はオリーブ油，マヨネーズ，クリーム，バターなどの油脂をほどよく使って調理し摂取すると，脂肪酸が大腸を刺激し，便の軟化が期待できる．副菜として野菜を摂取する場合は根菜など土の中で育つものと葉物など土の上で育つものを組み合わせることで不溶性食物繊維と水溶性食物繊維のバランスが整いやすくなる．外食や調理済み食品を使用する際にも，主食・主菜・副菜のバランスをみながら選ぶことを推奨する．
　便秘症患者に対しては何か1つの食品にこだわるよりも，全体的なバランスを重視して規則正しい食事のリズムを習慣化することが望まれる．

文献

1) 厚生労働省:「日本人の食事摂取基準(2015年版)策定検討会」報告書, II各論, 炭水化物
   https://www.mhlw.go.jp/file/05-Shingikai-10901000-Kenkoukyoku-Soumuka/0000042632.pdf
2) 厚生労働省:平成29年国民健康・栄養調査報告, 第I部栄養素等摂取状況調査の結果
   https://www.mhlw.go.jp/content/000451759.pdf
3) Kok-Sun Ho, et al:Stopping or reducing dietary fiber intake reduces constipation and its associated symptoms. World J Gastroenterol 18:4593-4596, 2012

コラム

計画排便のススメ〜排便環境の整備，便意の話〜

① 計画排便とは？

- 便秘症患者は，直腸に糞便が充填されてもトイレにいきたいという気持ちにならない，「便意の欠如」がしばしば認められる．
- 薬物治療が奏効して直腸に糞便が充填されても，患者が排便しなければ治療効果は期待できない．患者はますます肛門の閉塞感や腹部膨満感などを訴えるようになる．
- どんなライフスタイルの患者でも1日のうちにトイレにいける時刻はあり，その時刻に排便するように薬剤の投与タイミングを調整することで，治療効果を劇的に向上させることができる．
- 反対に，内服後何時間で排便するかがわかれば，患者がその時刻にトイレにいけるような環境を整えることでも治療効果の向上が期待できる．

② 計画排便の実際

計画排便の基本的な流れは，以下のとおりである．

1. 患者が1日のうち確実に，落ち着いてトイレにいける時刻を聴取する．
2. 休日など，いつでも自宅でトイレにいける状況で便秘薬を投与し，排便までの時間（効果発現時間）を計測する．
3. 患者が確実にトイレにいける時刻から効果発現時間を差し引いたおおよその時刻に便秘薬の内服を行う．

上記とは反対に，効果発現時刻にトイレにいけるように環境整備を行うことも効果的である．

③ 症例

〈ケース①〉

患者は外勤が多く，トイレは夜に帰宅した後以外は行けないことが多い．休日にリナクロチド（リンゼス®）を朝2錠内服すると夕方5時頃に排便がある．

➡ 昼食前に内服することで排便時間を夜にでき，平日も落ち着いて排便可能になった．

〈ケース②〉

休日の朝食前にエロビキシバット水和物（グーフィス®）2錠を内服すると昼過ぎに排便を確認した．この患者に昼前後は職場でトイレにいけないかを聞いたところ大丈夫とのことであったので，昼にトイレにいく習慣を作ってもらったところ，確実に排便できるようになった．

➡ グーフィス®は，国内臨床治験では投与後排便までの平均時間が5〜6時間で，排便時刻を推測しやすい薬剤である．筆者のこれまでの処方経験では，推定排便時刻にトイレにいける環境を整えることで効果が期待できる．

④ 計画排便のピットフォール

- 排便周期は，患者ごとに違うのみならず，個々の患者においても変動が激しい場合がある．
- 浸透圧性下剤（酸化マグネシウムやポリエチレングリコール製剤，ラクツロースなど）ではむずかしいことが多い．しかし，浸透圧性下剤はトイレにいく時刻が限定されることが少なく，比較的いつでも排便できることが多い．したがって浸透圧性下剤の場合は，まずはトイレにいくことを勧める．

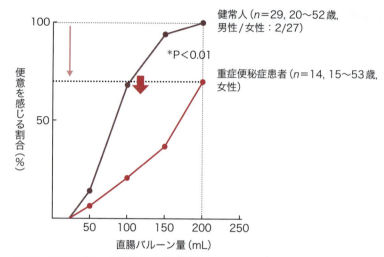

図35 直腸内バルーン刺激と便意の関連
[Read NW, et al:Impairment of defecation in young women with severe constipation. Gastroenterology 90:53-60, 1986をもとに著者作成]

⑤ ちょっとディープに……「便秘症」と「便意の欠如」

　便秘症患者は便意が低下していることがしばしば認められるが，これは直腸の知覚閾値の亢進で示されている（図35）．健常人は直腸内に留置したバルーンに200 mLの容量負荷をかければほぼ100%便意を訴えるが，便秘症患者では6割程度であり，有意に低下する．

　この知見は，便秘症患者が便秘薬を飲んで便が直腸に充填されてもトイレにいく気が起きないことを説明するものである．さらにわるいことに，便秘薬が効き過ぎた場合に水様便が相当量溜まるまで認知できず，その結果トイレにいきたくなったときには我慢できずに失禁するという羽目になる．便秘症は秘めごとといわれるが，便秘症治療で下痢にさせると患者がかたくなに治療を拒絶するのはこのためである．また，患者は便意が欠如していることが多いので，まずは決まった時間にトイレにいくことの指導がとても重要である．

⑥ 便意と胆汁酸

　最近の研究では，直腸の知覚閾値は胆汁酸で回復することが報告されて

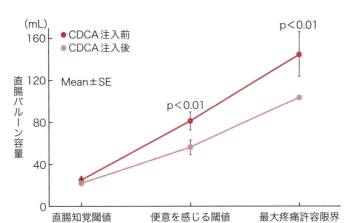

図36 直腸内胆汁酸（CDCA）点滴注入による直腸内留置バルーン膨張知覚閾値

対象・方法：健常人10例を対象として，バルーンによる直腸の伸展または直腸に点滴注入した胆汁酸（CDCA）の刺激が，大腸蠕動運動や直腸知覚閾値に与える影響を評価した．
結果：直腸に 1 mmol/150 mL の CDCA を3分以上点滴注入したところ，CDCA注入前と比べて，伸展前の直腸の知覚閾値に変化はみられなかったが，排便切迫を感じる容量の閾値（便意を感じる閾値），不快感を感じる容量の閾値（最大疼痛許容限界）は有意に減少した（p＜0.01，対応のある t-検定）．
［Bampton PA, et al：The proximal colonic motor response to rectal mechanical and chemical stimulation. Am J Physiol Gastrointest Liver Physiol 282：G443-G449, 2002 をもとに著者作成］

いる（図36）．すなわち便中の胆汁酸量が増加すれば直腸はより敏感になり，トイレにいきたいという便意を復活させられるかもしれない．便意の改善と完全排便が実現できれば，患者満足度は飛躍的に高くなるはずである．

B エキスパートに学ぶ！「私はこうして便秘症治療をしています」

1 愁訴の理解，病態の把握，そして適度な薬剤治療が大切

　慢性便秘症の治療をするときは，「便が出ないのだから，たくさん便が出るように下剤を処方すればよい」と単純に考えてはいけない．慢性便秘症の患者は多いが，それぞれ便秘の病態が異なり，悩んでいる主たる愁訴が異なる．どうせ便秘症だと十把一絡げにせず，個々の患者の便秘の病態と愁訴を理解しようとすることが便秘症診療では大切である．

　以下に，筆者が便秘症患者を診療するときのポイントをあげる．

①便秘の病態を考える：慢性便秘症の病態は「排便回数減少型」，「排便困難型」，「混在型」の3つのタイプに分けられる．一般的な診療で判断するのは簡単ではないが，問診，診察，検査などから考察する．また，上記の3タイプを修飾する要素として，硬便と大腸ガス過多があり，この2点についても把握する．

②便秘症の重症度を評価する：排便頻度，便形状から便秘状態の重症度を，愁訴の多さや強さから症状の重症度を考え，併せて総合的な便秘症としての重症度を評価する．

③もっともつらい症状は何かを把握する：便秘症患者はさまざまな愁訴を訴え，その訴えも強いことが多い．すべての愁訴を一気に解決することは困難であり，患者がもっともつらいと感じている自覚症状から改善していくことを考える．

④身体的症状と心理的症状を分けて考える：便秘症患者は，長期に続く便秘症の不安や不満から生じた心理的ストレス症状が前面に出ることも少なくない．身体的症状はほとんどないが，便が出ないことに対するイライラ感から下剤を求める患者も少なくない．

⑤生活改善について説明する：第一の治療は生活習慣改善だが，軽視されやすい．食事，運動，生活リズム，排便時の姿勢についてよく説明する．

⑥薬剤治療では便秘症を徐々に改善することを説明する：便秘症患者はすぐに症状がスッキリと完全に改善することを求めるが，それはむずかしい．徐々に，しかし確実に排便状態や症状を改善するように診療することをあ

らかじめ説明する．

a 実際の便秘症診療

上記のポイントを考慮しながら実際の慢性便秘症患者の診療の流れを以下にあげる．

1）問診

問診は診療の出発点であり，診療の方向性を考える道標となる．特に便秘症では，その原因や病状が一般的な血液検査や画像検査では評価できないため，問診の重要性が高い（☞3章 A 診断・検査・患者指導編 [1] 参照）．

排便は動物の基本的生理現象であるため，その症状は病状をよく反映する．「腹部膨満感」，「腹痛」，「腹鳴」など腹部不快症状を主として訴える場合，排便回数減少型であると考えられ，大腸運動が低下して十分な便が排出されない状態と推測される．「排便困難」，「過度の怒責」，「肛門つまり感」など直腸肛門症状を主として訴える場合，排便困難型であると考えられ，直腸肛門機能が障害され直腸まで便は達しているが肛門から排出できない状態と推測される．

排便頻度は1週間あたりの回数で，便形状はブリストル便形状スケールを用いて評価するが，硬便であるほど大腸通過時間が遅延しており，排便回数が減少していることが多い．症状が重症である場合は，器質性疾患の除外診断を早めに行うことも大切である．また，器質性のみならず，症候性，薬剤性などの続発性便秘の可能性も検討する．慢性便秘症の患者には一度は大腸内視鏡を行うべきと考えるが，患者の同意が容易に得られない場合は便潜血検査を行う．

2）理学的診察・腹部単純 X 線検査・腹部エコー検査

理学的診察ではしっかりと腹部の触診，聴診を行う．腹部全体に張り感を感じ，聴診で腸音が低下している場合は，大腸運動が低下して近位大腸まで便が溜まっていることが多い．腹部単純 X 線画像はいろいろな情報を与えてくれるが，便秘症の検査として撮影するときは，背臥位での撮影が勧められる．便の貯留部位や量，腹部ガス量の多少が判別できる．

腹部エコー画像は病態判別に有用である．便秘症患者の右側大腸や直腸を観察することで，便の貯留状態が確認できる．

3）治療

治療は基本的なアルゴリズムに基づきながら，症例ごとの愁訴を考慮して進める．筆者が診療で用いる基本的な内科的治療フローチャートを図37に示し，以下に説明する．

まず生活習慣改善だが，便秘症治療の基礎であるとともに，患者の便秘症治療への意志を適正に高めるためにも必要である．治療のはじめに，食事，運動，生活リズムなど基本事項をアドバイスする[1]．筆者が日頃の診療で患者に行う生活習慣指導の内容を表26に示す．

また，排便時には前かがみになり，踵を上げて，意識を集中してしっかりいきむことも説明する．

治療薬の選択には，まず便形状を考慮する．便形状をブリストル便形状スケールのタイプ4に改善することが治療目標の第一である．そのためには治療薬の1st lineとして上皮機能変容薬（ルビプロストン，リナクロチド）や浸透圧性下剤（酸化マグネシウム，ポリエチレングリコールなど）を用いることが多い．タイプ4にすることができれば，便の大腸通過時間は適正であり，肛門からもっとも排出されやすい状態といえる．上皮機能変容薬は内服量や内服タイミングにより下痢や悪心をきたすことがあり注意する．

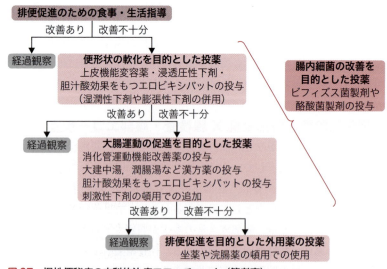

図37　慢性便秘症の内科的治療フローチャート（筆者案）

B エキスパートに学ぶ！「私はこうして便秘症治療をしています」

表26 生活習慣改善のための指導内容

しっかり3食摂取 食事は胃を刺激して排便促進シグナルを送る（胃結腸反射）． 特に朝食は，大腸を目覚めさせる重要な合図．	**規則正しい生活時間** 生活リズムは自律神経活動に深く関与する． 起床，食事，就寝などの時間を，できるだけ規則的にする．
適度な水分摂取 水分摂取が少ない人に便秘症患者は多い． よく水分を摂って，便が硬くならないよう注意する．	**十分な睡眠時間** 大腸は就寝中に翌朝の排便の準備をしている． 睡眠不足の人に便秘症患者は多い．
食物繊維が多く，脂肪分が少ない食事 食物繊維は，大腸によい刺激を与え排便を促す． 多脂肪食は，大腸の運動を抑制する．	**便意を我慢せず，すぐにトイレへ** 便意を感じたら我慢せず，すぐにトイレへいき排便する． 便意がなくても毎朝トイレに座り，5分間は排便を試みる．
腸内細菌の改善 腸内細菌バランスの改善が，便通促進に働く． ヨーグルトや乳酸菌飲料などを試してみる．	**適度なエクササイズと，その後の休息** 適度な運動の後で十分休憩したときに，大腸は活発に動く． 運動後にゆっくり休息を取らないと排便は促進されない．
電解質やビタミン カリウム不足は消化管の運動を低下させる． 便秘には，ビタミンB_1，C，Eの欠乏が関与する．	**自分の時間を作り，リフレッシュメント** ストレスは便秘症の原因であり，増悪因子でもある． 積極的に自分の時間を作り，悩みや不安を軽減する．

　上記の1st line治療薬では十分に便形状が改善されない場合や排便回数が増加しない場合には，2nd lineとして大腸運動を促進する薬剤を用いる．セロトニン受容体アゴニスト（モサプリドなど）と刺激性下剤（センノシド製剤など）がある．刺激性下剤は強い平滑筋収縮を起こし排便促進作用が明確だが，連用・多用により下剤性大腸症候群を起こし，難治性便秘となることがあり，頓服または3～4日の短期投与とすることが重要である[2]．

　最近臨床使用が可能となったエロビキシバットは，胆汁酸の大腸運動促進と水分分泌増加作用を利用した治療薬であり，排便促進効果が強い．

　漢方薬にも便秘症治療に有効な薬が多い．大建中湯は大腸刺激成分であるダイオウ（センノシド）を含まず，セロトニン受容体やバニロイド受容体アゴニストとして大腸運動促進効果があり，初期の便秘症や大腸ガス過多の症例に有効である．潤腸湯は少量のダイオウとほかの成分による上皮機能変容

薬類似作用によりバランスのよい排便改善作用があり，中等症以上の便秘症に適している．高齢者の頑固な硬便の便秘症には麻子仁丸が奏効することが多い．便軟化作用が強く，カンゾウを含まないため長期に内服しても偽アルドステロン症となる心配がない．

　以上のような手順で一般的な便秘症治療を行うが，すでに刺激性下剤を長期に連用・多用し，下剤性大腸症候群による難治性便秘になってしまっている症例がある．この場合は有効な手段がないことが多い．刺激性下剤を多用せず，ほかの薬剤を併用してなんとか排便を保つことになる．

　また，便は軟便になるが排便回数が増えず，排便困難症状が続く場合は，直腸肛門機能障害を考えて専門的な診療が可能な医療機関での精査を勧める．

4）最終的な治療目標

　診療をしても十分な症状改善ができず，患者がスッキリ満足する状態にできないことも多い．しかし，下剤を多量に用いて無理に排便を促進し，さらに大腸機能を障害してしまうことは避けなければならない．慢性便秘症治療の最終的な目標とは，患者に病状や下剤の利点と欠点をよく説明して理解してもらい，平穏な日常生活が過ごせるような排便の妥協点を求めることかもしれない．

📖 文 献

1) 尾髙健夫：治療（1）生活習慣．臨牀消化器内科 33：393-398, 2018
2) 尾髙健夫：作用機序別 使用のポイント・注意点 刺激性下剤．月刊薬事 59：2233-2236, 2017

B エキスパートに学ぶ！「私はこうして便秘症治療をしています」

2 患者のみならず,「腸からも話を聞く」

　慢性便秘症は硬便・排便困難・残便感・排便回数減少（週3回未満）のうち2項目を満たす，まったく異なる複数の病態が単独もしくは複合して引き起こす「症候群」である．

　ここ数年で非常に有効な慢性便秘症治療薬が上市され，治療選択は大きく拡がり，「慢性便秘症診療ガイドライン2017」により，エビデンスに基づいた治療が求められるようになった．ただ，問題は慢性便秘症の病態を一般臨床で把握して対処する術がないことである．病態を把握することができなくてはせっかくの有効な治療薬や治療手技を活かすことができない．

　筆者は腸管の形態に合わせた大腸内視鏡挿入を行う「浸水法」の開発過程で，大腸内視鏡挿入困難例である慢性便秘症において，大腸機能障害関連病態の一端をその「挿入困難自体」が示している可能性を報告し，画像検査と問診から病態を推測して診療にあたっている．

a 慢性便秘症の障害部位と病態について「腸からも話を聞く」

1）慢性便秘症の障害部位を把握する意味

　Rome Ⅳでは，一次性の機能性便秘の病態は臓器別に大腸機能障害と直腸肛門機能障害に分けて図説している．図38 に慢性便秘症と併せて示す．

　実際の臨床では，薬剤性や症候性などで大腸通過時間遅延型になる二次性便秘，食事量減少や検査疑陽性などを除いた機能性一次性便秘を考える必要がある（表27）．大腸機能障害の機能性一次性便秘は大腸通過時間正常型の便秘型過敏性腸症候群（IBS-C），大腸通過時間遅延型の特発性便秘と便秘型IBSがある．直腸肛門機能障害の腹圧低下や直腸収縮力低下を除いた機能性一次性便秘は，直腸知覚低下，いわゆる直腸性便秘と，直腸に便塊があり便意を自覚しているにもかかわらず排出できない骨盤底筋協調運動障害の2つがある．

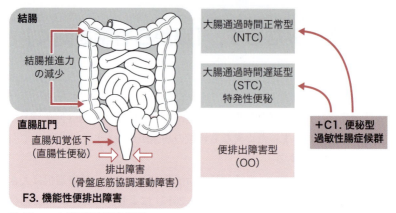

図38 一次性慢性便秘症候群

[D.A. Drossman, et al (eds.): Rome Ⅳ (Functional Gastrointestinal Disorders), 4th ed, Volume 2: Disorders of Gut-Brain Interaction, ROME FOUNDATION, INC, 2016 をもとに著者作成]

表27 慢性便秘症（機能性，一次性）の分類

専門的検査による病態分類	原因となる病態・疾患
大腸通過時間遅延型	特発性便秘 便秘型過敏性腸症候群
大腸通過時間正常型	硬便による排便困難・残便感 便秘型過敏性腸症候群
機能性便排出障害	骨盤底筋協調運動障害 直腸知覚低下

　慢性便秘症の治療は，大原則として適切な食事・運動・排便習慣が共通してあるが，大腸機能障害では薬物療法が主体になるのに対し，直腸肛門障害は直腸内に残存する便塊を浣腸や摘便で完全に排出するdisimpactionを行って排便習慣を改復させることやバイオフィードバック療法などの理学療法が主体となる．薬物療法で直腸性便秘や骨盤底筋協調運動障害を治すのは困難であり，逆に大腸機能障害では薬物療法なしでは治療が困難である．

　効果的な治療のためにはまず，<u>障害部位の把握</u>が重要である．

2）問診だけでは把握できない病態：「腸からも話を聞く」重要性

　機能性便秘では問診が非常に重要となるが，問診だけでは病態を見誤ることがある．

- 腹部膨満感を主訴に受診していても，腹部単純X線検査画像では便量が非常に少ない場合がある．
- 腸管の後腹膜への固定のわるい総腸間膜症では，仰臥位では大腸は正常部位にあるが，立位では骨盤内に落ち込み，便ではなく大腸自体のボリュームで腹部膨満感を自覚することがある．
- 残便感で来院しても，大腸の中の便は少なく巨大な筋腫が存在していることがある．
- 排出困難でも，S状結腸軸捻転で捻転部位口側の排出ができない場合がある．

　これらはいずれも問診からの判断はむずかしいが，立位と仰臥位の腹部単純X線検査ですみやかに判明する．

　刺激性下剤の連用から内服量が増えるケースの多くは，残便感と腹部違和感から刺激性下剤を内服するが，実際の腹部単純X線検査画像では大腸内に便がほとんどなく，残便感と腹部違和感は過剰に服用した刺激性下剤によることもしばしばある．

　腹部単純X線検査では大腸内の便やガス量の評価，腸管形態異常の有無，直腸内の便貯留の有無を評価でき，問診と併せて活用すると病態推測と患者説明のツールになる．

3）治療の前提

　筆者は乳幼児から高齢者まで全年齢を対象に診療を行っている．実地調査に赴く大学の保健室では，体育学部や運動部で部活をしている学生では便秘症は「存在しない病気」とされていることにおどろかされる．

　ストレスや運動不足で便秘症になりやすい体質の人が生活習慣の悪化で便秘症になるという点で，慢性便秘症（特に大腸機能障害）は生活習慣病であるといえる．生活習慣病である以上，慢性便秘症の改善には食事・運動・排便習慣の改善とその継続は必須である．患者には慢性便秘症は生活習慣病であり，1日あたり20g程度の食物繊維と1L以上の水分の摂取，ラジオ体操，便意がなくても朝食後3分の排便習慣を守ることが治療の前提であることを説明している[1]．

4）排便回数の目標

排便回数で悩む患者は多く，排便回数のみを気にしている患者もしばしばみられる．排便回数や便量は食事量・食事内容・体質によって非常に個人差が大きい．排便回数の目標は無症状時の回数を基本に，食事摂取量の変化に合わせて増減する．ストレスで排便回数が減少するいわゆる痙攣性便秘では，休日に排便するリズムでも大丈夫なことを説明し，週2回程度は刺激性下剤の頓用を許可している．

ⓑ 大腸機能障害とその治療

大腸機能障害の評価には放射線非透過性マーカー（SITZMARKS®）による大腸通過時間測定が必要だが，2019年10月時点でわが国では利用できない．ただ，ブリストル便形状スケールは大腸通過時間の指標となる[2]．

これまでわれわれは大腸内視鏡挿入法「浸水法」の開発過程で，内視鏡挿入困難とされるIBSの多くで，①ストレスで誘発される腸管運動異常，②S状結腸回転異常や総腸間膜症などの腸管形態異常が高頻度に見出されることを報告[3]した．

慢性便秘症においても，いわゆる痙攣性便秘やストレスによる便秘型IBSの多くで，ストレスにより非輸送性分節運動が観察され，旅行中や平日に排便がなく，帰宅後や休日に排便があることが多く，大腸通過時間遅延を示唆する兎糞便となる．腹部単純X線検査画像では無排便期間に比して便が少なく，便秘症の約2割程度とされている[4]．ストレスによる緊急反応であり排便回数自体を悩む必要はないが，硬便に対しての治療介入が必要となる．

また，運動不足で腹痛を伴う便秘症，便秘型IBSとなるものの多くで腸管形態異常が観察され，口側に便貯留がみられるが排便回数はさほど減少せず，大腸通過時間正常となる．刺激性下剤の使用で高度の腹痛をきたすことも多い．生活習慣の改善と便形状のコントロールが必要となる．

ⓒ 慢性便秘症治療薬の選択

大腸機能障害の治療ロジックは世界消化器病学会（WGO）が提示した「便秘症の対症療法」が基本となる．わが国での状況を勘案して**表28**に示す．

表28 大腸機能障害便秘症対策

第1段階
バランスの取れた食事と適切な運動，規則正しい排便習慣

第2段階
浸透圧性下剤と上皮機能変容薬による便形状コントロール，消化管運動機能改善薬の検討

第3段階
刺激性下剤や浣腸の頓用での腸管リセット

医療機関での介入は第2段階からである．

第2段階の便形状コントロールは，腎機能や耐糖能，服用薬との相互作用の考慮が必要で，コストと安全性を考慮し，まずは浸透圧性下剤として1日1gまでの酸化マグネシウムの投与，不十分であればルビプロストンを夕食後から開始して調整する．

第3段階は貯留した硬便をリセットするのにグリセリン浣腸®や刺激性下剤の頓用を行う．

2018年より浸透圧性下剤はラクツロースとポリエチレングリコールが使用可能となった．特にポリエチレングリコールは便形状コントロールに優れ，小児便秘症に有効で，相互作用もないが，ややコストが高い．

上皮機能変容薬のリナクロチドは大腸からも水分を分泌し，知覚過敏改善作用ももつため便秘型IBSに適する．ただし，便量が少ない場合は隔日投与や頓用が適する場合もある．

胆汁酸トランスポーター阻害薬のエロビキシバット水和物は体内下剤の胆汁酸を多く大腸に送り込む．刺激性下剤が長期連用されていた症例の薬剤の置き換えにも適している．

d 直腸肛門機能障害とその治療

直腸肛門機能障害の評価には排便造影検査が必要だが，検査可能な施設は少ない．

排便造影検査と完全に対応するものではないが，腹部単純X線画像から，直腸に便塊があっても便意を自覚しないものは直腸知覚低下（いわゆる「直腸性便秘」[5]），直腸に便塊があり便意を自覚しているにもかかわらず排出で

きないものが骨盤底筋協調運動障害に対応すると考えて治療している．

問診と腹部単純X線検査による評価で小児便秘症の約8割（乳幼児便秘症の約9割以上），成人の約2割が直腸肛門機能障害であることを報告した．成人については診療科によって割合が異なる．

直腸知覚低下である直腸性便秘では浣腸などでのdisimpactionと排便習慣の改善で直腸反射を回復させる．

直腸に便があるのを自覚しているのに排出できない骨盤底筋協調運動障害はバイオフィードバック療法による訓練が必要になることもあり，肛門科以外での治療はむずかしい．浣腸でのdisimpactionと排便習慣の改善が奏効しない場合は肛門科への紹介が必要となる．

文献

1) 水上健：慢性便秘症を治す本，法研，2018
2) Lewis SJ, et al：Stool form scale as a useful guide to intestinal transit time. Scand J Gastroenterol 32：920-924, 1997
3) Mizukami T, et al：Colonic dysmotility and morphological abnormality frequently detected in Japanese patients with irritable bowel syndrome. Intest Res 15：236-243, 2017
4) Almy TP, et al：Alterations in colonic function in man under stress；experimental production of sigmoid spasm in patients with spastic constipation. Gastroenterology 12：437-449, 1949
5) Ekengren K, et al：Roentgen appearances in mechanical rectal constipation. Acta radiol 40：447-456, 1953
6) 日本消化器病学会関連研究会　慢性便秘の診断・治療研究会（編）：慢性便秘症診療ガイドライン2017，南江堂，2017

エキスパートに学ぶ！
「私はこうして便秘症治療をしています」

3 肛門疾患専門クリニックにおける便秘症治療

　肛門科専門医が診療する疾患では，痔核（いわゆるいぼ痔）・裂肛（切れ痔）・痔瘻（あな痔）が三大疾患といわれているが，このうち痔核と裂肛は便秘症が増悪因子の1つであることはよく知られている．したがって，これらの疾患を治療していくうえで，適切な排便管理を行うことは症状の改善のために非常に重要と考えられる．

　ここでは，肛門疾患専門クリニックでの排便管理（＝便秘症治療）の実際を紹介したい．

a 痔核・裂肛患者に対する漢方薬・乙字湯の有効性

　筆者はこれら肛門疾患患者の排便管理に乙字湯を多く処方している．乙字湯は江戸時代に原南陽が考案した処方である．名前のとおり，甲乙丙から由来し甲字湯・丙字湯も当初はあったようだが，昭和・平成を通じて生き残った処方は乙字湯のみである．水戸黄門の印籠の中にも乙字湯が入っていたとされており，乗馬での肛門鬱血やお尻の冷えなど痔疾のリスクがあったものと推察される．

　乙字湯は酸化マグネシウムのような単純な下剤ではなく，痔の治療に配慮した生薬から構成されている．個々の生薬にはさまざまな作用があり，サイコ（柴胡）・オウゴン（黄芩）・カンゾウ（甘草）の消炎作用，トウキ（当帰）の循環改善作用，ダイオウ（大黄）の抗菌作用・瀉下作用，ショウマ（升麻）の弛緩した平滑筋を引き上げる作用がある．これらを総合すると，痔疾の術後の排便管理には特に有用であると考えられる．

　筆者はさまざまなケースに乙字湯を使用しており，手術適応のない軽症から中等度の症例にも，手術適応ではあるが薬物療法を希望する場合や術直後の疼痛軽減にも使用している．治癒後に排便管理のために乙字湯の長期処方を希望する患者も多い．

　乙字湯を処方するうえで1つ重要なことは（あまり知られていないが），

表29 各メーカー乙字湯生薬組成（添付文書情報）

メーカー	効能・効果	構成生薬および分量（g）						1日服用量（g）
		トウキ	サイコ	オウゴン	カンゾウ	ショウマ	ダイオウ	
A	大便が硬くて便秘傾向のあるものの次の症状：痔核（いぼ痔），切れ痔，便秘	6	5	3	2	1.5	1	6
B	症状がそれほど激しくなく，体力が中位で衰弱していないものの次の症状：切れ痔，いぼ痔	6	5	3	2	1	0.5	7.5
C	痔核，脱肛，肛門出血，痔核の疼痛	6	5	3	2	1.5	1	9
D	大便が硬くて便秘傾向のあるものの次の症状：痔核（いぼ痔），切れ痔，便秘	6	5	3	2	1.5	1	7.5

乙字湯は各製薬メーカー間で生薬量と適応が違う場合があることである（**表29**）．同名異方といわれ，具体的にはダイオウ（大黄）という生薬の量を1g配合しているメーカーと0.5g配合しているメーカーがある．両者ともに内痔核の適応があるが，1g配合製剤にはクラシエ薬品のように便秘症の適応があるものもある．また，クラシエ薬品の乙字湯には1日2回の製剤もあるため，服薬コンプライアンス的に優れており筆者は多く処方している．

漢方薬に関しては神話的に安全と考えられていた時代もあったが，副作用は決して看過すべきではなく，特に間質性肺炎などのアレルギー反応・肝機能障害など一般的なものに加え，乙字湯の場合にはむくみなどが現れる偽アルドステロン症などの報告も多く，注意を要する．

ⓑ 乙字湯の内服が困難な症例での対応

1）これまでの便秘症治療薬の位置付け

漢方薬のほとんどが錠剤・カプセルではなく散剤であるために内服がむずかしいと訴える症例や，副作用などを考慮して処方できない症例も多いが，2012年に新たな機序の慢性便秘症治療薬が発売・承認されるまでの長い期

間，肛門科専門医も含め便秘症治療に携わる医師が処方できる薬剤は主に2種類に限られていた．

その1つが塩類下剤と呼ばれる酸化マグネシウムである．浸透圧維持作用によって腸壁から水分を腸管内に誘導し，腸管内容物を軟化することにより緩下作用を示す刺激性の少ない薬剤である．安全性の高い薬剤といわれてきたが，近年特に重要視されている副作用が高マグネシウム血症であり，血液中のマグネシウム濃度の測定など十分な観察が求められている．長期間服用している高齢者の中には腎機能が低下している患者も多く特に注意が必要である（厚生労働省からの安全性に関する警告文書も複数回発表されている）．

また，酸化マグネシウムは併用に注意しなければならない薬剤が多くあることも知られている．たとえば，PPI，P-CABのような酸分泌抑制薬と併用すると十分な効果が期待できない可能性がある（図39）．酸化マグネシウムは胃内で塩酸により塩化マグネシウムに変換され，さらに腸内で炭酸マグネシウムに変換されることで効果を発揮するが，変換に際して酸が不十分であると効果が不十分になるためと考えられている．

もう1つの薬剤がセンノシドなどのアントラキノン系誘導体の刺激性下剤である．排便を促す確実な効果が期待できる一方で，長期連用することにより大腸メラノーシスの合併が多くの症例で認められる．大腸メラノーシスは，大腸に褐色から黒色の色素沈着を示す状態で大腸内視鏡検査で診断されるが，大腸の神経細胞が変性しさらに便秘症を悪化させる点が大きな問題となる．したがってこの薬剤は継続的に内服するのではなく，頓服的に便秘症状の強いときのレスキュー目的として使用されるべきと考えられる．

2）これからの便秘症治療薬

上述の古典的な下剤，特に酸化マグネシウムは腎機能低下が予想される高齢者では処方を躊躇することが多いが，その欠点を改善した新たな薬剤が近年続々と発売され有用性が認められている．

その1番手が2012年7月，約30年ぶりに新たな慢性便秘症治療薬として承認されたルビプロストン（アミティーザ®）であり，副作用がなく安全でかつ効果も確実な画期的な薬剤でかなり積極的に処方している．胃内でも水分を消化管内に誘導する作用があるため，嘔気が副作用として起こりやすい点が実際の臨床では問題となる．

ルビプロストン発売以降，慢性便秘症治療薬は次々に新規承認され発売さ

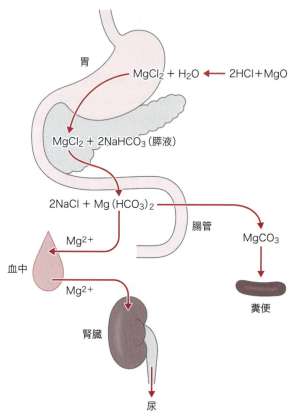

図 39 酸化マグネシウムの体内動態
[医薬品インタビューホーム マグラックス® 錠 200 mg-吉田製薬
(https://www.yoshida-pharm.jp/files/interview/418.pdf)（2019年9月）より引用]

れており，今後もさらに新たな薬剤が承認されるといわれている．

　2016年に便秘型過敏性腸症候群の治療薬として発売されたリナクロチド（リンゼス®）は，ルビプロストンの副作用であった嘔気が少なく処方しやすいと感じられる．2018年には慢性便秘症の適応も獲得したが保険適応上注意を要する可能性がある．

　2018年に発売されたエロビキシバット水和物（グーフィス®）は，胆汁酸トランスポーター阻害薬というこれまでにない機序の薬剤で，既存のさまざまな薬剤との併用でも薬効上効果が期待されるため，効果が不十分な症例で

は追加を考慮することが多い．

　その後，新たに発売されたポリエチレングリコール製剤であるモビコール®配合剤は，実は海外ではかなり以前からわが国での酸化マグネシウムのように汎用されていた安全性の高い薬剤で，特に小児の便秘症治療には有用と考えられる．

　2019年に発売されたラクツロース経口ゼリー製剤（ラグノス®NF経口ゼリー）も，浸透圧作用と腸管蠕動運動促進作用により確実で安全な便秘症改善が期待される薬剤であり，肝障害などの合併症例でも処方しやすいと考えられる．

3）その他の汎用される薬剤

　大建中湯を主とした腸管蠕動促進作用のある薬剤は，センノシドなどの連用により生じた大腸メラノーシス合併例など，特に難治性の便秘症に対して大腸メラノーシスのために惹起される腸管蠕動低下を補う意味で，または腹部手術既往のための癒着障害による蠕動低下に伴う便秘症に対しても有用であり，カンキョウ（乾姜）・ニンジン（人参）・サンショウ（山椒）という生薬構成からくる安全性と相まってかなり多くの症例に処方している．

　過敏性腸症候群治療薬のポリカルボフィルカルシウム（ポリフル®，コロネル®）は，吸水性と保水性により膨潤・ゲル化することで，便のボリュームを増やす作用が食物繊維のようにマイルドであることが期待される点で，有用性が高いと考えられている．

C 専門医としての便秘症管理上の注意点

　肛門科専門医として大切なことは，患者が便秘を訴えるときに単に薬剤を処方するだけでなく，大腸癌など重大な器質性疾患の有無をしっかりと診断することである．痔核・裂肛などの肛門疾患の患者は出血症状を有している場合も多く，内視鏡検査歴がない場合には積極的に受けることを勧めている．検査結果に問題がなければ，安心して肛門疾患ならびに便秘症治療に専念できる点もメリットとして大きいと考えられる．もちろん薬剤の処方のみではなく，生活習慣の改善や食事のアドバイスなど，トータルな便秘症治療を進めていくことが重要である．

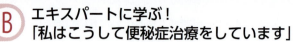

4 リアルワールドの便秘症診療
～外来診療でよく出会うケースから～

a 臨床試験と実地臨床のギャップ

　近年，多くの新規便秘症治療薬が登場してきており，いずれの臨床試験においても高い有効性（レスポンダー率は80％以上）が示されている．通常その有効性は自然排便回数の増加量で評価されるため，排便回数減少型の患者が試験対象に選ばれやすい．その結果，便秘症の臨床試験の対象患者は平均年齢が40歳代前半で女性が90％前後を占めることが多い．一方で，実地臨床における便秘症の罹患率は60歳以降に急速に増加し，加齢に伴い男性の割合が高くなり80歳以降ではむしろ男性患者のほうが多くなる．さらに筆者の病院がある北海道旭川市の高齢化率は32％（2018年）と高いため，便秘症を訴えて受診する患者の大半が高齢者である．高齢者の便秘症は二次性（症候性，薬剤性，器質性）便秘が多く，また一次性（機能性）便秘では経口下剤が効きにくいとされる排便困難型が多いという特徴がある．そのため新規便秘症治療薬を用いたとしても簡単には症状が改善しない．また，肛門疾患と排便異常は密接に関連しているため，便秘症診療における肛門科医の役割は重要である．本項では大腸肛門疾患の専門病院の排便障害外来でしばしば遭遇する便秘症患者の病態とその診療パターンを紹介する．

〈症例1〉
60歳代の男性．テレビで特殊な便秘症の特集をみて，自分が長年悩んできた症状とまったく同じだと感じ受診した．主訴は猛烈な残便感で，それによって気持ちが落ち着かず日常生活に支障が出ているという．痔核の手術歴があるが，直腸指診および肛門鏡では器質性疾患は認めない．しかし直腸内に少量の軟便が存在し，示指を肛門に挿入した状態でいきみ動作をさせると，肛門管が収縮して示指が口側に引き込まれるように感じた．骨盤底筋協調運動障害を疑い下記の検査を行った．
【直腸肛門内圧検査】　左側臥位にて安静時および怒責時（いきみ動作時）

の直腸内圧と肛門管圧を測定した．直腸内圧は安静時の 12 mmHg から怒責時には 78 mmHg に上昇した（45 mmHg 以上が正常だが 78 mmHg は少しいきみすぎ）．一方の肛門管圧は怒責によって 20％以上弛緩するのが正常とされているが，本症例では安静時の 72 mmHg に対して怒責時には 120 mmHg と逆に上昇していた（奇異性収縮パターン）．

【排便造影検査】 器質性疾患や解剖学的異常は認めないが，いきみ動作時に恥骨直腸筋が奇異性に収縮するため，柔らかめに調整した擬似便であるにもかかわらず，なかなか排出できなかった（図 40）．顔をしかめるほど強くいきむと，恥骨直腸筋は弛緩しないものの，強大な腹圧によって会陰が下降し半分程度まで排出できた．患者の妻によると普段から思いきりいきんで排便するため，患者が排便した後は便が飛び散って便器がひどく汚れてしまうとのことであった．

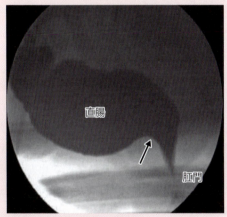

図 40 排便造影検査（症例 1）
いきみ動作をさせると恥骨直腸筋が奇異性に収縮して直腸肛門角が開大しないので（→）擬似便を排出できない．

【診断】 便秘スコア（CSS）の合計点は 11 点（最重症は 30 点）で，因子別では残便感のポイントが高く（4 点），排便回数は正常（0 点）であった．症状からは排便困難型に分類され，さらに内圧検査と排便造影検査の結果は Rome IV の F3 項の診断基準を満たしており（☞ 4 章 B 参照），機能性便排出障害と診断した．

【治療】 便形状はわるくないため下剤は一切処方しなかった．機能性便排出障害にはF3a（排出力低下）とF3b（協調障害：dyssynergic defecation）の2つの病態があるが，本症例は協調障害であるため，奇異性収縮を矯正する目的でバイオフィードバック療法（☞4章B参照）を週1回の頻度で4回行った．1回目は直腸バルーンを排出できなかったが，3回目にはスムーズに排出できるようになり，便秘スコアの合計点も5点（残便感は3点とまだ高い）に改善した．

【診療のポイント】 骨盤底筋協調運動障害はいきめばいきむほど便が出にくくなる病態で，まずは患者みずからが誤った排便動作をしていると自覚させることが重要である．この排便状態の評価と説明はverbal feedback techniqueと呼ばれ，バイオフィードバック療法の重要な構成要素の1つであり，特別な機器を必要としないので一般の施設でもぜひ取り入れたい治療法である．

〈症例2〉

80歳代の女性．数十年前から便秘症があり，下痢状の便にしないと出せない，出た後も残便感や違和感がある，粘液や便の漏れもあるため受診した．直腸指診では前方に子宮の一部を触知したが糞便は認めなかった．直腸鏡を挿入すると下部直腸前壁の粘膜に機械的刺激に起因すると思われる発赤・びらんを認めた．さらに怒責させると同部位は脱出し，怒責をやめると自然に還納した．直腸重積や直腸脱の存在を疑い排便造影検査を行った．

【排便造影検査】 怒責をさせると腹圧によって会陰が下降し擬似便が排出されたが，同時に直腸瘤が前方に膨隆し，直腸横ヒダが肛門側に移動した（図41b）．さらに怒責させると直腸重積が出現し，その先端部は肛門管直上に達した（図41c）．

【診断】 脱肛を伴う直腸粘膜脱，直腸瘤，直腸重積に起因する器質性便排出障害と診断した．

【治療】 排便指導や痔疾用注入軟膏による保存的治療を行ったが，症状は改善せず排便のたびに出血するようになったため，経肛門的直腸瘤形

B エキスパートに学ぶ！「私はこうして便秘症治療をしています」

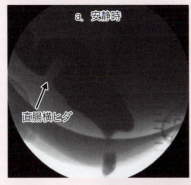
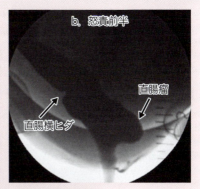
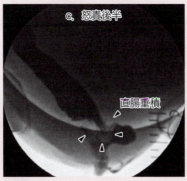

図41 排便造影検査（症例2）
(a) 安静時ですでに直腸肛門角が開大し擬似便が漏れていることから，骨盤底筋の脆弱化と肛門括約筋不全を疑う．(b) 怒責前半では腹圧によって会陰が下降し擬似便が排出される．同時に直腸瘤が膨隆し，直腸横ヒダが肛門側に移動している．(c) 怒責後半ではさらに腹圧が上昇して直腸重積が出現し，その先端部は肛門管直上に達している（▶）．

成術および痔核硬化療法（ALTA療法）を行った．術後は大建中湯とポリカルボフィルカルシウムを服用して順調に排便できている．
【診療のポイント】 高齢者の便排出障害では，本症例のように器質性疾患や骨盤臓器脱などの解剖学的異常を複数合併することが少なくない．治療方針の決定に際しては，患者はどの症状に悩み，診断した疾患とその程度が症状と一致しているかを慎重に評価する．症状を十分反映し，それが解剖学的に修復可能な疾患や病態であれば外科的治療の対象となる．

〈症例3〉

50歳代の女性．腰部脊柱管狭窄症の痛みに対して弱オピオイド鎮痛薬の服用を開始してから便秘になったという．前日の夜から腹部全体が痛くなり，当日は肛門痛と便漏れもあり，受診した．

【診察所見・診断】 下腹部に自発痛と圧痛を認めたが腹膜刺激症状はなかった．肛門視診では左右の外痔核が腫脹し一部に血栓形成を認めた．直腸指診では直腸内に硬く巨大な便塊を触知した．単純CT検査で糞便塞栓症と診断した（図42）．

a. 体軸断面

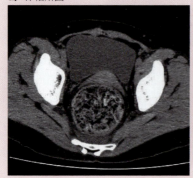

b. 冠状断面

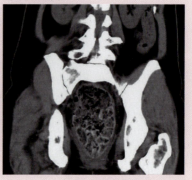

図42 単純CT検査（症例3）
直腸全域に硬い糞便（硬いほど高吸収に写る）が充満しており，尿閉も合併している．

【治療】 まず摘便を行い，便塊の可動性が良くなったところで炭酸水素ナトリウム・無水リン酸二水素ナトリウム配合剤（坐剤）を直腸内に挿入した．数分で便意を催し残りの便は自力で排出できた．痔疾用注入軟膏とオピオイド誘発性便秘症治療薬ナルデメジントシル酸塩を処方して帰宅させ，経過は良好である．

【診療のポイント】 糞便塞栓症は男女ともに70歳以降に多くみられる．患者は苦痛に耐えられずに手指や割り箸で嵌頓した便を掻き出そうとし，肛門裂傷や直腸潰瘍を合併して入院治療を要することもある．糞便塞栓症を経験した患者は1日でも便が出ないと不安になるため，下剤の使用量が多くなりやすい．下剤は適正な便形状を保つことを目標に調

> 整して，数日便が出ない場合は刺激性下剤を頓服で用いたり，坐剤や浣腸で便意を誘発したりするように指導する．

　以上のように，高齢者の便秘症では単に排便回数が少ないというだけではなく，症状は非常に多彩でその背景にはさまざまな病態が混在していることが少なくない．患者が悩んでいる症状について詳しく（どのような姿勢や動作のときに症状を自覚するかなど）問診し，直腸肛門部の視触診と各検査結果を総合的に評価すれば解決策は必ずみえてくる．一方で，多かれ少なかれ加齢による退行変性が病因の1つとなっているので，適切な治療を行っても満足する効果が得られない場合があることも十分に説明しておく必要がある．

エキスパートに学ぶ！
「私はこうして便秘症治療をしています」

5 エキスパートによる便秘症の治療アルゴリズム

❶ 排便は毎日あるが便の出はじめが硬く，排便時に出血，痛みを伴う場合（肛門裂創），あるいは朝排便がなく昼・夜に排便がある場合．
➡ 酸化マグネシウム 0.3〜0.8 g，モビコール®2袋，グーフィス®5 mg 夕食後．単剤，2剤，多剤併用でも可．効果不十分の場合，図43 Ⓑに移行．

❷ 排便が隔日
➡ 酸化マグネシウム 0.8〜1.2 g，モビコール®2〜4袋，ラグノス®NFゼリー 12 g×2回，グーフィス®5 mg 食前．単剤，2剤，多剤併用でも可．効果不十分の場合，図43 Ⓒに移行．効き過ぎの場合は図43 Ⓐに移行．

❸ 排便が3〜4日に1日，あるいは軽度のセンナ依存（センナを必要とする排便が1年未満継続）
➡ 酸化マグネシウム 1.2〜1.8 g，モビコール®4〜5袋，ラグノス®NFゼリー 24 g×1回，アミティーザ®12 µg，グーフィス®10 mg 食後．単剤，2剤，多剤併用でも可．効果不十分の場合，図43 Ⓓに移行，あるいは図43 Ⓖに移行して硫酸マグネシウム®に変更か追加，あるいは図43 Ⓕに移行してグーフィス®10〜15 mg，ピコスルファートNa®5〜10 mgを追加．効き過ぎの場合は図43 Ⓑに移行．

❹ 排便が週に5〜6日に1日，あるいは中程度のセンナ依存（センナを必要とする排便が1年以上3年未満継続）
➡ 酸化マグネシウム 1.8〜2.0 g，モビコール®5〜6袋，ラグノス®NFゼリー 24 g×2回，リンゼス®0.25〜0.5 mg，アミティーザ®24〜48 µg，グーフィス®10 mg 食前．単剤，2剤，多剤併用でも可．効果不十分の場合，図43 Ⓔに移行，あるいは大腸蠕動能低下と判断して図43 Ⓗを追加投与．グーフィス®10〜15 mg，ラグノス®NFゼリー 24〜36 g×1〜2回，ピコスルファートナトリウム水和物 10〜15 mgを追加．健康保険請求上，病名が必要であるが大建中湯 7.5 gを食間に湯に溶いて1日2回服用，ガナトン®，ガスモチン®，アコファイド®，ワゴスチグミン®追加，最終的には

B エキスパートに学ぶ！「私はこうして便秘症治療をしています」

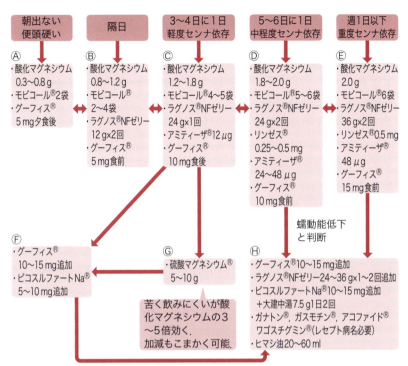

図43　便秘薬治療のアルゴリズム（筆者案）
直腸性便秘の場合，新レシカルボン®坐薬，テレミンソフト®坐薬などで直腸を空虚に保つ．
レセプト病名は，ガナトン®（慢性胃炎），ガスモチン®（慢性胃炎），アコファイド®（機能性ディスペプシア），ワゴスチグミン®（腸管運動障害），大建中湯（腸管運動障害）．

ヒマシ油の使用を考える（肛門皮膚障害あり）．効き過ぎの場合は図43
©に移行．

❺ **排便が週1日以下，あるいは重度のセンナ依存（センナを必要とする排便が3年以上継続，高齢者でセンナを継続的・断続的に長く服用している場合，内視鏡検査で粘膜黒化著明の場合）．**

→ 酸化マグネシウム2.0g，モビコール®6袋，ラグノス®NFゼリー36g×2回，リンゼス®0.5mg，アミティーザ®48μg，グーフィス®15mg食前．単剤，2剤，多剤併用でも可．効果不十分の場合，大腸蠕動能低下と判断して図43Ⓗを追加．

❻ **治療アルゴリズムの補足説明**

● 直腸型便秘では，内診，内視鏡・超音波検査などで残便を確認し，摘便，

浣腸，新レシカルボン®坐薬，テレミンソフト®坐薬などで直腸内を空虚に保つ．
- 原則的には軟便効果のみをもつ薬剤（酸化マグネシウム，モビコール®，アミティーザ®，リンゼス®）をはじめに用い，その効果が不十分な場合に蠕動促進作用のある薬剤（グーフィス®，ラグノス®NFゼリー，ピコスルファートNa®）を付加する．
- 同じ枠内で単剤でも多剤併用でも可．たとえば隔日排便の場合に酸化マグネシウム1.0 gの単剤でも，酸化マグネシウム1.0 gとモビコール®適量を併用しても可．3〜4日に1日の排便の場合，アミティーザ®12 µg単剤でもアミティーザ®12 µgにモビコール®適量，グーフィス®適量を併用しても可．
- 図43の右枠への移動は同剤の増量でも他剤変更でも他剤（複数）追加でも可．たとえば，3〜4日に1日の排便でアミティーザ®12 µgの服用で効果なしの場合，アミティーザ®を48 µgに増量しても，リンゼス®0.5 mgのみに変更しても，アミティーザ®12 µgにモビコール®適量，グーフィス®適量を追加服用してもよい．
- 軽度〜中程度センナ依存で，まだ大腸平滑筋の自律運動性が残っている若年〜中年では，酸化マグネシウムのみでコントロール良好のときがある．
- 酸化マグネシウムは胃酸と反応し効果を発揮するため，胃切除後，PPI投与時は効果が減弱．また活性型ビタミンD_3製剤と併用で高マグネシウム血症，ビスホスホネート製剤と併用で同剤の効果減弱をきたす．
- アミティーザ®24 µgは小腸（空腸）での水分分泌顕著のため嘔気が起きやすいが，高齢者では若年者に比べて嘔気が軽減される傾向にある．半量の12 µgでは嘔気はかなり抑えられる．はじめは1回投与量12 µgが無難．
- リンゼス®は腹痛抑制効果も備えていて過敏性腸症候群便秘型に適する．
- アミティーザ®，リンゼス®の水分分泌作用は顕著で，これらで排便が得られない場合は大腸蠕動能低下があると考えられ，何らかの蠕動促進効果をもつ薬剤（グーフィス®，ラグノス®NFゼリー，ピコスルファートNa®）が必要になることが多い．
- アミティーザ®とグーフィス®，リンゼス®とグーフィス®の相性はよく，

特にリンゼス®がグーフィス®の腹痛をブロックする効果があり、よい．
- モビコール®は等張性で、電解質異常をきたさない．モビコール®の便全体を均一的に軟化させる効果は酸化マグネシウムより優れ、すんなり出ると評判がよい．効果発現にやや時間を要するが（数日で安定）、効果持続も長い（1日休薬しても効果が残存）．
- グーフィス®は単剤より軟便化効果のある薬剤との併用が望ましい．
- グーフィス®の蠕動促進作用は顕著で、早いと2時間で排便がみられ腹痛が起きる場合もある．その場合は食前服用を食後に変える方法もある．
- ラグノス®NFゼリー24gを一度に服用すると2時間程度で蠕動亢進をみるため、隔日排便までの便秘症では1回12gずつの1日2回投与が勧められる．大腸蠕動能低下が進んだ例には1回24〜36gの1日1〜2回投与が適する．
- 小児では酸化マグネシウム0.3g、ラクツロースシロップ0.5〜2mL/kgから開始、2歳以上ではモビコール®1袋から使用可能、極力腸刺激の少ないこれらの薬剤で対処したいがどうしても効果が得られないときはピコスルファートNa® 2mg（液剤で4滴）程度から追加．
- 女性では排卵後月経までの期間は卵胞から黄体ホルモンが分泌され、大腸蠕動が抑制され理論的には便秘症、硬便傾向になるため下剤の増量が必要になる．妊娠中も胎盤から非妊娠時の約200倍の黄体ホルモンが分泌されるため同様に便秘、硬便傾向になる．
- 妊婦では酸化マグネシウム、硫酸マグネシウム®、ピコスルファートNa®の使用経験が長く安全．モビコール®、リンゼス®、グーフィス®、ラグノス®NFゼリーは有益性が危険性を上回る場合、可となっている
- 授乳婦では酸化マグネシウム、硫酸マグネシウム®、ピコスルファートNa®が断乳なしで使用可能．ほかは断乳が必要．モビコール®は添付文書上要検討となっている．
- 高齢者、eGFRが60未満の患者では酸化マグネシウムは1日1gまでが無難．追加はモビコール®4袋程度が適する．それ以上必要な場合はアミティーザ®、リンゼス®を考慮する．
- 腎不全、透析患者では酸化マグネシウムは高マグネシウム血症が懸念されるため使用しない．モビコール®、アミティーザ®、リンゼス®、ラグノス®NFゼリー、ピコスルファートNa®、グーフィス®が使用可能．

- 糖尿病ではニューロパチーにより蠕動能が低下するため蠕動を促進するグーフィス®，ラグノス®NFゼリーが効果を発揮する．
- パーキンソン病，甲状腺機能低下症で神経性の蠕動低下による便秘症が合併する場合は，グーフィス®，ラグノス®NFゼリーが奏効する．
- 肝不全では血中アンモニア濃度低下作用もあるラグノス®NFゼリーが適する．
- 価格は酸化マグネシウムが圧倒的に安価で1日330 mg×3錠（990 mg）で健保請求上20円，その他は1日60～300円と高価になる（患者負担はその1～3割）．
- 健康保険請求上，モビコール®，アミティーザ®，リンゼス®，グーフィス®，ラグノス®NFゼリーを用いる（特に併用）場合は，酸化マグネシウムで効果が得られなかった，大腸蠕動能低下のある重症便秘症のため酸化マグネシウムでは効果が期待できない，高齢，腎機能低下のため酸化マグネシウムの使用が好ましくないなどの症状詳記が必要である．

海外のガイドラインをみてみよう

コラム

海外のガイドラインをみてみよう

　慢性便秘症の診療ガイドラインは，世界消化器病学会，米国消化器病学会，米国消化管運動学会/欧州神経消化器病学会などから出されており[1〜3]，それぞれ以下の特筆すべき点があげられる．

〈世界消化器病学会のガイドライン〉
- 段階的な治療戦略・診療手順が明示されている（図44）．

〈米国消化器病学会のガイドライン〉
- ポリエチレングリコール製剤，ラクツロースは慢性便秘症に有用（推奨度A）とされている．
- マグネシウム製剤は大規模な比較試験がなく，推奨度Bとされている．

〈米国消化管運動学会/欧州神経消化器病学会のガイドライン〉
- バイオフィードバック療法（排便訓練）は便排出障害型便秘に対して有用（推奨度A）とされている．

問診・診察
　以下の検査を可能な範囲で行う
- 排便日誌（1週間）
- 放射線非透過性マーカー検査
- 直腸マノメトリー（内圧検査）
- バルーン排出検査/排便造影検査

↓

便秘症のタイプ分類
- 結腸通過時間正常型
- 結腸通過時間遅延型
- 便排出障害型

↓

内服アプローチ（第1〜3段階）

↓

治療抵抗性であれば専門検査で確実な診断を！
- 結腸通過時間遅延型→外科手術
- 便排出障害型→バイオフィードバック療法

第1段階
<非薬物療法> 生活習慣の改善，便秘を誘発する薬剤の中止または減量
<薬物療法> 食物繊維，膨脹性下剤．

↓

第2段階
浸透圧性下剤の投与
＊塩類下剤（酸化マグネシウム，ポリエチレングリコール製剤），＊糖類下剤（ラクツロース）
分泌性下剤の投与
＊ルビプロストン，＊リナクロチド

↓

第3段階
刺激性下剤，浣腸薬，消化管運動機能改善薬の投与（刺激性下剤は頓用，消化管運動機能改善薬は連用で使用）

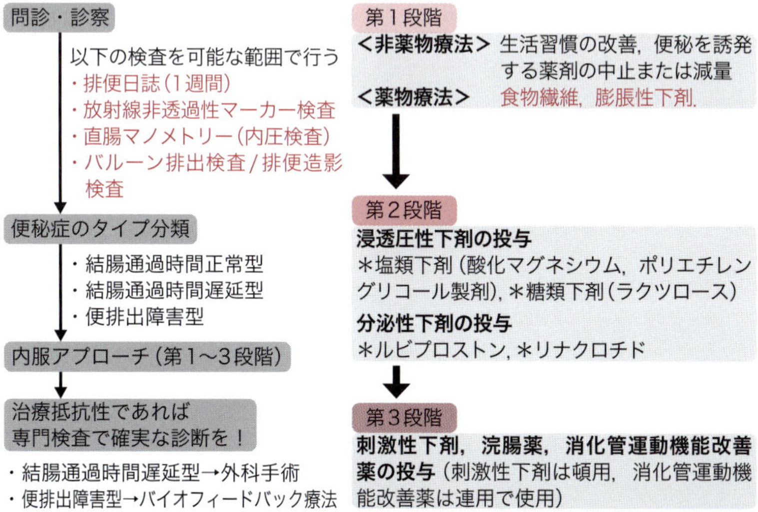

図44　世界消化器病学会の提唱するガイドライン

[Lindberg G, et al：World Gastroenterology Organisation global guideline：Constipation--a global perspective. J Clin Gastroenterol 45：483-487, 2011 をもとに著者作成]

総じていえることは，まず海外（欧米諸国）はわが国よりも専門的な検査を施行可能な施設が多いという点がある．また，欧米では最初から刺激性下剤を用いることはなく，食物繊維やポリエチレングリコール製剤の使用が多い．わが国ではマグネシウム製剤と刺激性下剤の使用が圧倒的に多く，ここに大きな差異がある．また，わが国では刺激性下剤が安易に連用される傾向があり，大きな問題である．

文献

1) Lindberg G, et al：World Gastroenterology Organisation global guideline：Constipation--a global perspective. J Clin Gastroenterol 45：483-487, 2011
2) American College of Gastroenterology Chronic Constipation Task Force：An evidence-based approach to the management of chronic constipation in North America. Am J Gastroenterol 100 Suppl 1：S1-S4, 2005
3) Rao SS, et al：ANMS-ESNM position paper and consensus guidelines on biofeedback therapy for anorectal disorders. Neurogastroenterol Motil 27：594-609, 2015

第4章

特殊な便秘症とその対処法

巨大結腸症

〈ポイント〉
- 原因となる器質性疾患を認めない大腸に限局した腸管の病的拡張を呈する機能性疾患．
- 難治性便秘の1つであるが，症状の乏しい軽症から，腹部膨満感や繰り返す結腸軸捻転を呈するものまで重症度は多様．
- 重症になると横隔膜の圧排により拘束性喚起障害を呈することがある．
- 本疾患は，大腸における腸管収縮能の病的低下→腸管内のガスの輸送障害→著明な腸管内ガス貯留とガスによる腸管内圧亢進によるさらなる腸管拡張を呈する病態と考えられている．

1 診断

①腹部画像上で大腸に限局した病的腸管拡張．
②腸管が拡張する器質的原因を大腸内視鏡などで検索しても見当たらない．
　以上①②より診断する．腸管拡張が大腸に限局しているかの鑑別はCT画像や消化管造影画像，シネMRI画像などで行う（図45）．
　小腸の病的拡張や小腸への液体貯留による鏡面像を認めた場合は，慢性偽性腸閉塞症である可能性があるため，注意を要する．

2 症状

　便秘症に加え，著明な腹部膨満感，特に腹痛を呈する．悪心・嘔吐などの消化管閉塞症状はまれである．また食事を摂れていれば栄養障害を呈することもまれである．
　小腸が罹患する慢性偽性腸閉塞症では，悪心・嘔吐などの消化管閉塞症状が前面に出て，さらには消化吸収障害による体重減少を認めるため，これら

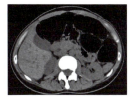
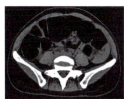
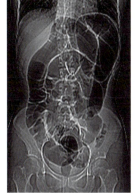
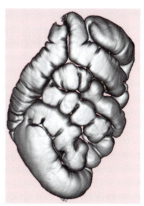

図45 巨大結腸症の典型的画像

の点で異なる．

3 疾患概念の混乱

これまで本疾患は大腸限局型偽性腸閉塞症と呼ばれた時代もあったが，現在では巨大結腸症（chronic megacolon）と呼ばれる．

4 治療

- 巨大便塊の形成予防に低残渣食（エレンタール® など）と緩下剤で対応する．消化管運動機能改善薬（プロキネティクス）は無効．
- 巨大便塊が直腸に貯留するため，浣腸が有効．
- 腹部膨満感には内視鏡的消化管減圧や外科的治療が奏効する．
- ラクツロースやポリエチレングリコール製剤が有効とされる．
- 結腸軸捻転を起こした際は内視鏡的に整復し，繰り返す場合は外科的切除も考慮する．ただし，結腸部分切除後にそれまで拡張がなかった残存腸管に拡張が起きることがあるため，切除範囲は慎重に検討する必要がある．

5 専門医へ紹介するタイミング

通常の薬物療法では腹部膨満感がコントロールできない場合，および結腸軸捻転を繰り返す場合は，専門医への紹介が望ましい．

B 直腸肛門機能異常

〈ポイント〉
- 便秘症を引き起こす直腸肛門機能異常として機能性便排出障害がある.
- 便が出にくい,出はじめが硬い,出てもスッキリしない,何度もトイレにいく,手を使うなどの排便困難症状が特徴的である.
- 怒責時における骨盤底筋の奇異性収縮や,腹圧や便意の低下が原因とされる.
- 内服の下剤が効きにくいため,浣腸や坐剤,摘便などの経直腸治療やバイオフィードバック療法が必要となる.

1 機能性便排出障害とは

　直腸肛門部に器質性疾患や解剖学的異常がないにもかかわらず,直腸内の便をスムーズに排出できない疾患で,高齢の男女に多くみられる.排便時に弛緩すべき骨盤底筋群(恥骨直腸筋や外肛門括約筋など)が十分に弛緩しない,または逆に収縮してしまう骨盤底筋協調運動障害(恥骨直腸筋症候群や奇異性収縮,アニスムスも同義)と,怒責時に十分な腹圧を加えられない便排出力低下の2つの病態がRome ⅣのF3項(functional defecation disorders)に掲載されている[1].また,便意の低下や直腸収縮力の低下も重要な要因と考えられている.原因としては,幼少期におけるトイレトレーニングの失敗,不適切な排便姿勢,便を我慢する習慣,無理に出そうとする習慣,長年にわたるいきみ排便,加齢による直腸肛門感覚の低下などが考えられている.

2 機能性便排出障害の症状

　患者は,強くいきまないと便が出ない,出はじめが硬い,硬便はもちろん

軟便でも出にくい，1回に出る便量が少ない，便が細い，排便してもスッキリしないため何度もトイレにいく，排便に時間がかかる，手で肛門のまわりを押して排便する，指で便を掻き出す，浣腸しないと排便できない，などの排便困難症状を訴える．また，直腸内に硬便が充満して糞便塞栓状態になると，肛門痛や出血，便失禁やそれに伴う肛門周囲皮膚炎を併発することもある．

3 機能性便排出障害（Rome Ⅳ F3 項）の診断基準[1]

機能性慢性便秘症または便秘型過敏性腸症候群（IBS-C）の診断基準を満たし，さらに①バルーン排出テストによる排出不全，②肛門内圧検査または肛門筋電図検査における異常パターン，③画像（排便造影検査など）による排出不全のうち2つ以上が認められた場合に機能性便排出障害と診断する．

4 肛門内圧検査や排便造影検査が行えない場合は？

問診と直腸指診を行えばある程度の診断は可能である．直腸指診の方法は，まず肛門に示指を挿入して直腸内の便の有無を確認し，安静時の肛門管の締り具合を確認する（図 46a）．次に肛門を収縮させて示指が締め付けられるのと同時に恥骨直腸筋の収縮によって肛門管が挙上することを確認する（図 46b）．続いて排便するときのように怒責させると，正常例では腹圧がかかるとともに恥骨直腸筋や外肛門括約筋が弛緩して肛門管が下降し示指がやや押し出される（図 46c）．一方，骨盤底筋協調運動障害の患者に怒責させると，外肛門括約筋や恥骨直腸筋が奇異性収縮するため肛門管が挙上し，示指は口側に引き込まれる（図 46b の肛門収縮時と同じようになる）．奇異性収縮は健常人でも高率に認められるので直腸指診や肛門内圧検査は偽陽性が出やすいが，上述の排便困難症状に慢性的に悩んでいて，直腸指診でこのような奇異性収縮が認められれば機能性便排出障害の可能性が高い．

5 機能性便排出障害の治療

患者は便がゆるくてもスムーズに排出できないので，経口下剤の効果は限定的である．むしろグリセリン浣腸剤や坐剤（炭酸水素ナトリウム・無水リン酸二水素ナトリウム配合剤やビサコジル）による経直腸治療やバイオフィードバック療法のほうが有効である．また，糞便塞栓症を合併した場合

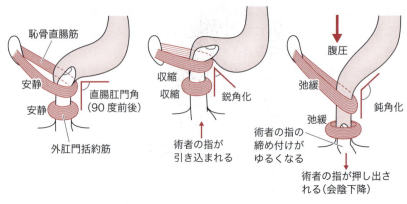

a 安静時　　　　**b 随意収縮時**　　　　**c 怒責時（正常例）**

図46　便排出障害が疑われる患者に対する直腸指診の方法
(a) 安静時：恥骨直腸筋や肛門括約筋が適度に緊張して直腸肛門角が90度前後に保たれている．(b) 随意収縮時：恥骨直腸筋や外肛門括約筋が収縮して肛門管が挙上する（直腸肛門角は鋭角化）．(c) 怒責時（正常例）：恥骨直腸筋や内外肛門括約筋が弛緩して肛門管が下降する（直腸肛門角は鈍角化）．一方，骨盤底筋協調運動障害の患者では怒責時に恥骨直腸筋や外肛門括約筋が奇異性に収縮するので随意収縮時(b)と同じ状態になる．

はすみやかに摘便を行う必要がある．

　バイオフィードバックとは，通常では認識することが困難な生体内の生理現象を，感知し得る知覚信号に変換し，それを随意的に制御できるようにする行為を指す．本症の場合は，肛門筋電計や肛門内圧計を用いて恥骨直腸筋や外肛門括約筋の収縮状態を視覚的に患者に認識させることによって，排便関連筋群を良好にコントロールできるように訓練する．バイオフィードバック療法は安全で安価な治療法であるが，実施するためには患者に訓練意欲があり，指標となる感覚（視覚や聴覚）が正常であることが要求される．便秘症に対するバイオフィードバック療法の有効率は80％前後と報告されており，エビデンスレベルと推奨度は高い[2]．

6 バイオフィードバック療法の方法[2]

　使用機器や治療時間は施設ごとに異なり定まった方法はない．筆者の病院では第一段階として生活習慣や排便状況の評価，排便生理や骨盤底筋協調運動障害の病態に関する説明，排便姿勢やtimed toilet trainingを指導する（verbal feedback technique）．第二段階では直腸肛門内圧計を用いたvisual feedback technique で排便関連筋群の正しい動かしかたを再教育し,引き続き直腸バルーン(尿道バルーンカテーテルでも代用可能)を用いて排出訓練を行う.

　高齢化に伴って機能性便排出障害の患者は増加することが予想される.しかし,この特殊な病態を診療できるフルスペックの専門施設は,欧米に比べるとまだまだ少ないのが実状である.一般の施設でも工夫次第ではかなりの診断・治療が可能になるので,できる部分から取り組んで患者の病状進行(器質性便排出障害への進展など)を防ぐことがわれわれの責務である.

文献

1) Rao SS, et al:Functional anorectal disorders. Gastroenterology 150:1430-1442, 2016
2) Rao SS:Biofeedback therapy for Constipation inadults. Best Pract Res Clin Gastroenterol 25:159-166, 2011

慢性偽性腸閉塞症

> 〈ポイント〉
> - 消化管蠕動運動が低下することで消化管内容物が停滞し便秘症をきたす．
> - 根治は期待できず，対症療法，消化管蠕動運動の活性化を目指した治療を行う．
> - 安易な小腸切除手術は禁物である．

慢性偽性腸閉塞症（chronic intestinal pseudo-obstruction：CIPO）は，極端な消化管蠕動運動の低下によってイレウス症状が（一過性ではなく）慢性的に持続する疾患で，主に小腸が侵され，栄養障害から死に至ることもある難病である（指定難病 99）．腹部膨満感，便秘症，腹痛，嘔気/嘔吐など，症状は多彩である[1]．

1 病態生理

消化管蠕動運動が極度に低下することによって，消化管内容物が停滞し便秘症をきたす．また，これによって消化管内圧が上昇，腸管が拡張し（図47），小腸機能不全を発症する．根治することはできず，対症的な治療が中心となる（図48）．

2 治療のポイント

- 排便コントロール：消化管蠕動運動低下が主原因であるため，消化管蠕動運動の活性化を目指した治療を行う．便秘症状には，大建中湯，モサプリド，メトクロプラミド，マグネシウム製剤をベースとして用い，刺激性下剤を頓用として併用する．上皮機能変容薬は，小腸内の水分分泌を促し，小腸内圧上昇の可能性があるため，通常は用いない．
- 減圧治療：これまではイレウス管が使われてきたが，近年，胃瘻の瘻孔

a. 腹部単純X線画像

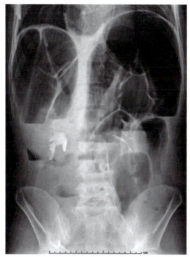

b. 腹部CT画像

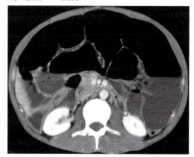

図47 慢性偽性腸閉塞症の典型画像

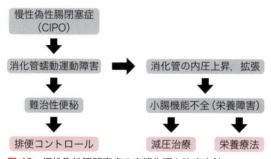

図48 慢性偽性腸閉塞症の病態生理と治療方針

から小腸に減圧チューブを留置する経胃瘻的空腸瘻（PEG-J）が患者苦痛の少ない方法として注目されている[2]．
- 栄養療法：経口摂取能が保たれているのであれば，低残渣食や成分栄養剤を用いる．経口摂取不能な場合は高カロリー輸液を導入する．

3 留意事項

CIPO に対して安易な手術（小腸切除）は禁物である．小腸切除は無意味

なばかりでなく，術後の消化管蠕動運動のさらなる低下（症状の悪化），および短腸症候群を招く（小腸機能不全に拍車をかける）ため，絞扼などの緊急時を除き小腸切除は行うべきでない[3]．

ただし，拡張が結腸に限局している場合（巨大結腸症）は手術が有効なこともある．消化管拡張部位の評価が大切である．

文献

1) Ohkubo H, et al：An epidemiologic survey of chronic intestinal pseudo-obstruction and evaluation of the newly proposed diagnostic criteria. Digestion 86：12-19, 2012
2) Ohkubo H, et al：Efficacy of percutaneous endoscopic gastro-jejunostomy (PEG-J) decompression therapy for patients with chronic intestinal pseudo-obstruction (CIPO). Neurogastroenterol Motil 29, 2017
3) Masaki T, et al：Nationwide survey on adult type chronic intestinal pseudo-obstruction in surgical institutions in Japan. Surg Today 42：264-271, 2012

機能性腹部膨満症

〈ポイント〉
- 自覚的・他覚的に「お腹の張り」をきたすが明らかな器質性疾患がない疾患で，さまざまな病態が複雑に絡み合い未解明な部分も多い．
- 消化管蠕動運動の活性化，排便コントロール，難吸収性抗菌薬，食事療法が有効で，特に高FODMAP食を避けることが重要である．

　機能性腹部膨満症（functional abdominal bloating/distention）は，自覚的・他覚的に「お腹の張り」をきたすものの，明らかな器質性疾患がない疾患である．単一の病態というよりは種々の病態を包含し得る疾患であり，機能性ディスペプシア（FD），過敏性腸症候群，便秘症などとオーバーラップすることもある[1]．腹部膨満感をきたす疾患は多岐にわたり，ほかには慢性偽性腸閉塞症（CIPO）や巨大結腸症，小腸内細菌異常増殖症（SIBO），空気嚥下症，小腸の不完全収縮による腹部膨満感など，さまざまある．CIPOが鏡面形成像（ニボー）を伴うのに対し，本疾患はガス主体の拡張のため，

a. 腹部単純X線画像

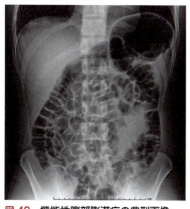

b. 腹部CT画像

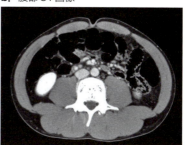

図49　機能性腹部膨満症の典型画像

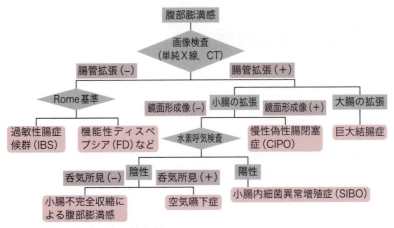

図50　鑑別アルゴリズム（筆者案）

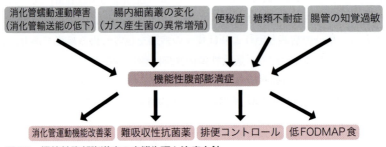

図51　機能性腹部膨満症の病態生理と治療方針

通常ニボーは伴わない（図49）．CIPOと異なり小腸機能は障害されないため，単独で生命の危機に直結することはない．腹部膨満症の鑑別アルゴリズム（筆者案）を図50に示す．

1 病態生理

　腸内細菌叢の変化（ガス産生菌の異常増殖），消化管輸送能低下，便秘症，腸管の知覚過敏性など，さまざまな病態が複雑に絡み合っており，未解明な部分も多い[2]（図51）．

2 治療のポイント

消化管輸送能を高めるために消化管運動機能改善薬，ガス産生菌の異常増殖に対しては難吸収性抗菌薬，便秘症に対しては主に上皮機能変容薬を用いる．

- 消化管運動機能改善薬：大建中湯，モサプリド，メトクロプラミドなどを用いる．
- 難吸収性抗菌薬，整腸薬：小腸内細菌異常増殖に対しては，リファキシミンの有用性が海外で数多く示されている[3]（国内では保険適応外）．リファキシミンは腸管から吸収されないため耐性菌が生じにくく，長期投与が可能である．また乱れた腸内細菌叢の補正のため整腸薬を併用する．
- 排便コントロール：ルビプロストン，リナクロチド，エロビキシバット水和物などの上皮機能変容薬を中心に排便コントロールを行う[2]．
- 食事療法（低FODMAP食）：発酵して腹部膨満感の原因となるオリゴ糖，二糖類，単糖類，ポリオール類を総称して「FODMAP（fermentable oligosaccharides, disaccharides, monosaccharides, and polyols）」と呼ぶ．これらを避けた低FODMAP食が腹部膨満感の改善に有効である［米，牛肉，豚肉，鶏肉，野菜類（レタス，ニンジン，ホウレンソウ，ダイコン，ナスなど），果物類（オレンジ，イチゴ，バナナ，ブドウなど）］．

3 留意事項

高FODMAP食（小麦，豆類，リンゴ，スイカ，モモ，ナシなど）を避けることが重要である．これらは腹部膨満感の増悪因子であるため，極力避けるようにする．

文献

1) Mari A, et al：Bloating and Abdominal Distension：Clinical Approach and Management. Adv Ther 36：1075-1084, 2019
2) Seo AY, et al：Abdominal Bloating：Pathophysiology and Treatment. J Neurogastroenterol Motil 19：433-453, 2013
3) Sharara AI, et al：A randomized double-blind placebo-controlled trial of rifaximin in patients with abdominal bloating and flatulence. Am J Gastroenterol 101：326-333, 2006

E 腹部手術後・骨盤内手術後の排便障害への対応

〈ポイント〉
- 直腸癌手術,婦人科手術(子宮全摘術)の後に多く発症する.
- 骨盤内手術後の便失禁や便排出障害型便秘症は術後排便障害をまず考える.
- 専門的治療が必要になることが多い.難渋する場合は迷わず専門施設に紹介する.

　手術後の排便障害は,直腸癌手術[低位前方切除術(LAR)や括約筋間直腸切除術(ISR)],婦人科手術(子宮全摘術)の後に多く発症し,その病態はさまざまである(図52).

　術後排便障害を疑うサインとしては,以下があげられる.
- 排便リズムの乱れ:1回の排便量の減少,排便回数の増加(1日5回以上)など.
- 便失禁:トイレに間に合わない,軽い腹圧だけで便が漏れてしまう,排ガスとともに(意思に反して)便が漏れてしまう,など.
- 便排出障害型便秘症:緩下剤が効かない,もしくは水様便であっても怒責が効かない,など.

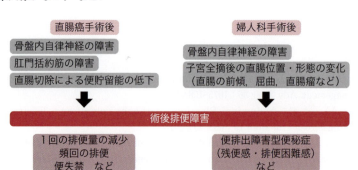

図52　さまざまな術後排便障害の病態

1 どう対処したらよいか

　患者ごとに症状に対する個別の対応が求められる．特殊検査（直腸肛門内圧検査，排便造影検査）が診断に有用であり，難渋する場合は迷わず専門施設に紹介する．
- 便失禁：生活習慣の改善，肛門の筋力トレーニング，対症的な薬物治療などを行う．改善がなければ，仙骨神経刺激療法（SNM；神経刺激装置を皮膚下に埋め込み，排便をコントロールする，仙骨神経を電気刺激する治療法）で便失禁を改善する．
- 便排出障害型便秘症（残便感・排便困難感）：まずは通常の薬物治療を行う．改善がなければバイオフィードバック療法を検討する．

索引

数字

75 点主義　69

欧文

Chilaiditi 症候群　86
CIPO（chronic intestinal pseudo-obstruction）　146
ClC-2 クロライドチャネル　43
dual action　49
functional abdominal bloating/distention　149
OIC（opioid-induced constipation）　89
LDL コレステロール　49
MRdefecography　66
Rome Ⅳ　115
S 状結腸軸捻転　117

あ

悪性疾患　12
アセスメント　91
アドヒアランス　20
アラームサイン　13
アロエ　51
アントラキノン系誘導体　51, 53

い

依存性　71
溢流性便秘　88
イトプリド塩酸塩　45

う

うつ病　94
運動　70, 71, 116

え

栄養障害　147
栄養療法　147
エロビキシバット水和物　49, 113, 119, 124
炎症性腸疾患　13
塩類下剤　37, 93, 123

お

嘔気　123
オキシコドン　90
悪心　44
乙字湯　121
オピオイド　88
オピオイド誘発性便秘症（OIC）　89

か

改訂版便秘スコアリングシステム（mCSS）　60
回転異常　96
快便　27
ガス輸送能　150
画像検査　115
家族歴　13
括約筋間直腸切除術（ISR）　152
過敏性腸症候群（IBS）　15
加齢　71
肝機能障害　122
緩下剤　55
肝硬変　41
間質性肺炎　122
完全排便　21, 22, 30
漢方薬　22, 25, 81, 121
管理栄養士　103
緩和医療　88

155

索引

き

偽アルドステロン症　122
奇異性収縮　66, 128, 142, 143
器質性疾患　125
器質性便排出障害　65, 78, 128
器質性便秘　12, 13
機能性消化管障害　15
機能性腹部膨満症　149
機能性便排出障害　65, 77, 127, 142
機能性便秘　15, 93
巨大結腸症　140, 148

く

グアニル酸シクラーゼC受容体　46
グーフィス　49

け

経胃瘻的空腸瘻（PEG-J）　147
計画排便　106
桂枝加芍薬大黄湯　82
桂枝加芍薬湯　82
外科的治療　86
下剤乱用症候群　54
結腸運動機能不全　86
結腸全摘術　86
結腸通過時間　56
　――正常型　8
　――遅延型　8
結腸無力症　54
下痢　72
減圧治療　146
原発性便秘症　8
　――の重症度評価　9

こ

高アンモニア血症　41
行動変容　68
行動療法　68

高マグネシウム血症　37, 123
肛門括約筋　9
肛門狭窄　79
肛門内圧検査　143
肛門部の閉塞感　6
肛門裂創　132
高齢者　2, 22, 85, 91, 99
骨盤臓器脱　80, 129
骨盤底筋協調運動障害　66, 77, 96, 128, 142, 143
骨盤底筋群　142
骨盤内手術　152

さ

在宅医療　99
坐剤　95
酸化マグネシウム　23, 33, 37, 119, 123
　――の併用注意薬　38
残便感　6

し

痔核　121
子宮全摘術　152
刺激性下剤　20, 25, 33, 53, 74, 94, 99, 113, 123
ジゴキシン　52
自然排便回数　126
シネMRI　86
自発排便　72
ジフェノール誘導体　53
習慣性　71
終末期癌　88
術後排便障害　152
潤腸湯　82, 113
消化管運動機能改善薬　151
消化器症状　13
症候性便秘　12, 93
小腸機能不全　147
小腸内圧　146
小腸輸送能　46

上皮機能変容薬　43, 46, 51, 112
情報共有　101
食事　103, 116
食事療法　69, 151
食物繊維　70, 103
食欲　4
処方継続率　20
浸水法　115
身体的症状　110
身体的ストレッサー　69
浸透圧性下剤　25, 28, 36, 51, 93, 112
腎不全　51
心理的症状　110
診療　74

す

水分保持作用　38
睡眠　4
水溶性食物繊維　103
スインプロイク®　89
スペクトラム　15

せ

生活習慣　25, 68, 71, 112, 125
生活習慣病　117
精神的ストレッサー　69
世界消化器病学会（WGO）　118
　　――のガイドライン　137
セロトニン受容体アゴニスト　113
仙骨神経刺激療法（SNM）　153
蠕動痛　88
センナ　22, 51
　　――依存　132
センノシド　53

そ

総腸間膜症　117
続発性便秘　8, 111

た

ダイオウ（大黄）　51, 81
大黄甘草湯　82
大建中湯　82, 113, 125
大腸癌　13
大腸機能障害　96, 118
大腸通過時間　118
　　――正常型　96
　　――遅延型　96
大腸内視鏡挿入困難例　115
大腸メラノーシス　54, 123
多職種連携　100
ダビガトランエテキシラートメタンスルホン酸塩　52
タペンタドール　90
短鎖脂肪酸　84
胆汁酸　49, 108
胆汁酸トランスポーター　49
　　――阻害薬　29, 49, 124
短腸症候群　148

ち・つ

恥骨直腸筋　9, 127, 143
腸管運動異常　118
腸管拡張　140
腸管形態異常　97, 118
腸内細菌叢　84
腸閉塞　44
直腸感覚検査　65
直腸癌手術　152
直腸肛門内圧検査　65
直腸肛門機能異常　22, 142
直腸肛門機能障害　92, 96, 119
直腸肛門指診　66
直腸指診　10, 14, 79, 126, 143
直腸重積　66, 78, 92, 128
直腸出血　13
直腸性便秘　96, 133

直腸瘤　66, 78, 128
治療アルゴリズム　22, 132
通過時間　91

て

低 FODMAP 食　151
低位前方切除術（LAR）　152

と

透析　41
疼痛治療　88
糖尿病　51
同名異方　122
糖類不耐症　150
特発性便秘　96
怒責　6, 73

な

内臓知覚過敏　15
ナルデメジン　89
難吸収性抗菌薬　151
難消化性デンプン　104
難治性便秘　65, 74, 140

に

日本語版 Patient Assessment of Constipation Quality of Life Questionnaire（JPAC-QOL）　57
日本語版便秘評価尺度（CAS）　57
乳酸菌　84
ニューロパチー　51
妊娠　44, 95
認知行動療法　69
認知療法　68

ね・の

粘膜黒化　133
嚢胞性線維症膜貫通調整因子（CFTR）　46

は

バイオフィードバック療法　128, 142, 144, 153
排泄障害型便秘症　152
排便　4, 27
排便回数　6, 118
　　──減少型　77, 110, 126
排便環境　22, 25, 106
排便管理　99, 100
排便記録　75
排便コントロール　146, 151
排便困難　6, 73, 75
排便困難型　65, 77, 110, 126
排便姿勢　25
排便習慣　13, 116
排便造影検査　65, 78, 127, 143
排便日誌　100
排便リズム　152
パーキンソン病　94

ひ

ピコスルファートナトリウム水和物　53
ビフィズス菌　84
頻回便　6

ふ

フェンタニル　90
副作用　34, 85, 122
腹痛　15
腹部エコー検査　111
腹部手術　152
腹部診察　14
腹部単純 X 線検査　111, 117
腹部マッサージ　96
服薬アドヒアランス　99
服薬コンプライアンス　122
婦人科手術　152
普通便　27
不溶性食物繊維　103

プラザキサ® 52
ブリストル便形状スケール 22, 28, 36, 51, 56, 91, 111, 118
プレバイオティクス 40
プロスタグランジンE_1 45
プロバイオティクス 84
分泌性下剤 25, 28, 93
糞便塞栓症 77, 130, 143

へ

米国消化器病学会のガイドライン 137
ヘルス・コミュニケーション 68
便意 25, 106
便形状 57, 91
　——の正常化 27
便失禁 92, 152
便通異常 99
便排出障害 9, 22, 77, 92, 129
便排出力低下 77
便秘型過敏性腸症候群（IBS-C） 15, 46, 96
便秘症 2
　——の対症療法 118
　——の定義 5
便秘症周辺症状 22
便秘症治療薬 6
便秘スコアリングシステム（CSS） 58

ほ

放射線非透過性マーカー（SITZMARKS®） 118
防風通聖散 82
ポリエチレングリコール 38, 119, 125
ポリカルボフィルカルシウム 125
ポリファーマシー 99

ま・み

麻子仁丸 82, 114
慢性偽性腸閉塞症（CIPO） 86, 140, 146
慢性心不全 93
慢性腎不全 93
慢性便秘症 2, 15, 46, 84, 96, 115
　——の診断 12
　——の分類 8
慢性便秘症診療ガイドライン2017 5, 115
ミダゾラム 52

も

モルヒネ 90
問診 62, 74, 111, 115, 143

や

薬剤性便秘 12, 93
薬剤選択 99
薬物療法 32, 72, 116

ら・り

ラクツロース 40
理学的診察 111
理学療法 116
リナクロチド 46, 119, 124
硫酸マグネシウム水和物 51
リラックス 71

る・れ

ルビプロストン 43, 119, 123
裂肛 121
連用 74

なぜ？どうする？がわかる！便秘症の診かたと治しかた

2019年12月 5 日　第 1 刷発行	編集者　中島　淳
2021年 2 月25日　第 3 刷発行	発行者　小立健太

発行所　株式会社　南　江　堂
〒113-8410　東京都文京区本郷三丁目42番 6 号
☎(出版)03-3811-7236　(営業)03-3811-7239
ホームページ https://www.nankodo.co.jp/

印刷・製本　真興社
装丁　渡邊真介

How to Manage the Chronic Constipation
© Nankodo Co., Ltd., 2019

定価は表紙に表示してあります．
落丁・乱丁の場合はお取り替えいたします．
ご意見・お問い合わせはホームページまでお寄せください．

Printed and Bound in Japan
ISBN978-4-524-26615-9

本書の無断複写を禁じます．
JCOPY〈出版者著作権管理機構 委託出版物〉
本書の無断複写は，著作権法上での例外を除き禁じられています．複写される場合は，そのつど事前に，出版者著作権管理機構（電話 03-5244-5088，FAX 03-5244-5089，e-mail: info@jcopy.or.jp）の許諾を得てください．

本書をスキャン，デジタルデータ化するなどの複製を無許諾で行う行為は，著作権法上での限られた例外（「私的使用のための複製」など）を除き禁じられています．大学，病院，企業などにおいて，内部的に業務上使用する目的で上記の行為を行うことは私的使用には該当せず違法です．また私的使用のためであっても，代行業者等の第三者に依頼して上記の行為を行うことは違法です．